\\ ゼッタイ聞きたい
さわ先生の人気講座 //

解剖と疾患と看護がつながる！

第2版

これがわかると
看護はおもしろい！

看護国試専門予備校
さわ研究所 講師陣 著

医歯薬出版株式会社

This book is originally published in Japanese
under the title of :

ZETTAI KIKITAI SAWA-SENSEI-NO NINKI-KOZA
KAIBO-TO SHIKKAN-TO KANGO-GA TSUNAGARU

SAWA, Kazuyo
  President, Sawakenkyujo

Sawakenkyujo lecturers

© 2010 1st ed.
© 2015 2nd ed.

ISHIYAKU PUBLISHERS, INC.
  7-10, Honkomagome 1 chome, Bunkyo-ku,
  Tokyo 113-8612, Japan

改訂版に寄せて

　初版に「わかると看護はおもしろい！！」を体感してほしいと書きました．わかるって，おもしろいって，具体的にはどのようなことでしょう？
　私は自動車の運転をしますが，自分の車であってもメカニズムはわかりません．ですから故障したらお手上げで，修理はプロにゆだねるしかありません．しかし，仮に私が車の仕組みに精通していたら，ボンネットを開けていくつか確認するだけで故障箇所がわかり，部品を交換して修理完了！　なんてことになるわけです．ちょっとかっこいいですよね．
　速やかに原因を突き止め，適切な対策を講じ，より良い状態を導くことが修理のプロの仕事だと思います．このことは看護にも共通する部分があります．看護の対象は物ではなく人ですが，健康な人間の構造や生理機能がわかっていると疾病の理解がスムーズです．
　いわゆる解剖，生理，疾病の知識がベースになければ適切な看護を提供することができません．逆にこのベースがしっかり身についていれば，さまざまな看護を展開することが可能になると思います．次から次へと新たに発見される疾患も，解剖生理がわかるとつながります．そのような思いから「解剖と疾患と看護がつながる！」と題して看護学生に向けて初版を送りだしました．そうしたところ，実際にはすでに臨床でお仕事をされている方や看護を教えている先生方にもお読みいただいていることがわかり，大変うれしく思っています．
　今回は，誌面で取り上げる事例と，国家試験の過去問題を変更いたしました．本文もよりわかりやすく書きかえたところがあります．この本で，看護の勉強がおもしろい！　をあなたにも体感していただけることを願っています．

さわ和代

はじめに

　お元気ですか？

　みなさんは，看護学校に入学してたくさんの教科書を手にしたとき，ワクワク，ドキドキしながら「人体の構造と機能」の本を開いたのではないでしょうか？　ところが講義が始まると，難しいこと，覚えることばかりで大変！　と感じる方が多いようです．

　さわ研究所でも，「解剖生理の基礎固め講座」などが真っ先に定員締め切りになります．また，領域別実習が始まると，「アセスメントできない！」「もっと一生懸命解剖の勉強をしておけばよかった」と後悔している学生が多く，学んできた知識と看護が結びついていないなぁと思っているようです．しかし，一緒に国家試験の勉強を進めて，生理機能をしっかり理解できると，スムーズに病態がわかるようになり，看護診断できる力がつくので「看護の勉強って本当はおもしろいんですね！」「はじめて看護することが楽しいと思えました！」などと言ってくれます．これが看護の統合力です．この本は，統合力をつけてほしいという思いで書きました．

　みなさんは，刻一刻と変化する命と向き合いながら，最良の看護をしたいと思っているはずです．しかし，理解不足だと，みなさんのその純粋な心が看護行動につながりません．ぜひ統合力をつけてください．この本が，看護のプロとしての確かな知識と技術と，そして心を高める一助になることを願っています．ですから，看護学生だけではなく，看護師として頑張っている方にも，ぜひお読みいただきたいと思います．

　「わかると看護はおもしろい！！」　を体感してください．応援しています．

さわ和代

contents

第1章 循環器系 ……………………………………………………………… 1

心臓の仕事は引き込みと送り出し！ ……………………………… 3
動脈は動く管！ 静脈は静かな管！ ……………………………… 5
毛細血管の役目！ ………………………………………………… 6
心臓の弁は逆流を防いでいる！ …………………………………… 8
心音聴取部位 ……………………………………………………… 10
冠状動脈は栄養血管！ …………………………………………… 10
心電図は心筋の働きを見張っている！ …………………………… 12
高血圧 …………………………………………………………… 15
心筋梗塞 ………………………………………………………… 17
心不全 …………………………………………………………… 19
◎事例 心不全と思われるSさんが受診に来ました… ……………… 22

第2章 呼吸器系 ……………………………………………………………… 27

酸素のリレー！ 外呼吸と内呼吸 ………………………………… 29
空気の通り道だから「気道」！ …………………………………… 30
どうやって酸素は血管の中に入るの？ …………………………… 32
肺胞はつぶれないの？ …………………………………………… 32
呼吸の仕事は会社組織！ 社長と部長の管理の仕方は異なる！ …… 34
実際に呼吸の仕事をしている社員たちは呼吸筋！ ………………… 36
フィジカルアセスメントの基本 呼吸音の聴診 ………………… 38
喫煙が引き起こす悲劇 …………………………………………… 40
慢性閉塞性肺疾患（COPD） …………………………………… 41
肺がん …………………………………………………………… 45
◎事例 長引く咳を気にしているAさんが受診に来ました… ……… 48

第3章 消化器系 … 53

- 生きるために食べる … 55
  - 口腔 … 56
  - 食道 … 58
  - 胃 … 58
  - 小腸 … 62
  - 肝臓 … 64
  - 膵臓 … 65
  - C型肝炎 … 68
  - 肝硬変 … 71
  - ◎事例　食欲不振のNさんが受診に来ました… … 74

第4章 脳・神経系 … 79

- 神経細胞は減る一方… … 81
- 中枢神経　生命の管制官 … 82
- 末梢神経　情報伝達のプロフェッショナル … 84
  - 硬膜外血腫・クモ膜下出血 … 89
  - 脳出血・脳梗塞 … 91
  - ◎事例　クモ膜下出血に襲われたBさん … 93

第5章 内分泌系 … 97

- 身体のベストコンディションを保つ！　甲状腺 … 99
- ストレスに打ち勝つ！　副腎 … 103
- 膵臓　外分泌も内分泌も … 107
  - 甲状腺機能亢進症・バセドウ病 … 109
  - 甲状腺機能低下症 … 110
  - 副腎皮質機能亢進症 … 110
  - 糖尿病 … 111
  - ◎事例　ストレスが引き金となりバセドウ病を再発したCさん … 114
  - ◎事例　忙しいのを理由に糖尿病を放置していたDさん … 115

第6章 腎・泌尿器系 … 125

- 腎臓の形はカワイイ　ソラマメ形 … 127
- 腎臓　200万台の機械が働いている … 128
- 濾過と再吸収の2段階方式 … 129
- 腎機能のバロメーター　クレアチニンとBUN … 131
- 膠質浸透圧って何者？ … 133
- 「おしっこが出なくなる」ということ　腎臓病 … 135
- なぜ尿が出なくなる？　腎不全のメカニズム … 136
- 蛋白尿が止まらない　ネフローゼ症候群 … 140
- ◎事例　ネフローゼを克服し看護師の道を志すKくん … 142

第7章 免疫系 … 147

- 敵と闘うのは好中球とマクロファージ … 148
- 細胞性免疫（抗体をつかわない） … 150
- 液性免疫（抗体をつかう） … 152
- 他の白血球は何をしてるの？ … 156
- Ⅳ型アレルギーってどういうもの？ … 156
- 歯を磨かなくても虫歯にならない!? … 158
- アレルギーにはどんなタイプがあるの？ … 160
- 体内の自己と非自己 … 162
- 重症筋無力症 … 164
- SLE（全身性エリテマトーデス） … 166
- HIV感染症／AIDS … 169
- ◎事例　妊娠がきっかけとなりSLEを発症したEさん … 173

第1章

循環器系

第1章 循環器系

　私たちの身体は60兆個もの細胞が集まってできている！　って知っていましたか？　60兆個1つひとつの細胞が生きるためのエネルギーとして，酸素や栄養を必要としています．たとえば，脳細胞はたったの5分間酸素が届かなければ死んでしまうんです．ですから，生き続けるためには，片時も休まず60兆個全部の細胞に酸素や栄養を送り続けなければなりません．さらに，細胞が酸素と栄養からエネルギーを得ると，水とCO_2が発生します．水とCO_2には栄養分はなく，それどころか身体にたまれば健康を害してしまうので，ため込まないようにいつも回収して捨てなければなりません．こんなふうに，必要なものを配って不要なものを回収してくれる仕事，これが循環器系の役割なんです．

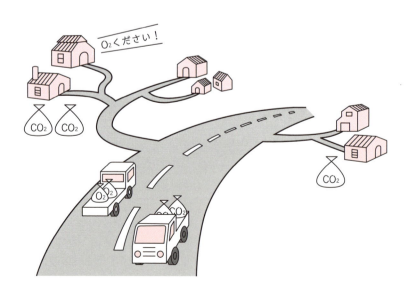

第1章 循環器系　3

　左ページの絵を見てください．たとえば，細胞が家だとします．1軒1軒の家に必要なものを運ぶために道路が整備され，トラックが走っています．私たちの身体では，この道路が血管で，トラックが血液というふうに考えてみるとわかりやすいですよ．
　血液中には，大切な**酸素**（O_2）という荷物を細胞へ届ける宅配便のような**赤血球**（せっけっきゅう）や，各細胞が出す**二酸化炭素**（CO_2）を回収してくる**血漿**（けっしょう）という液体など，さまざまな成分が混ざっています．
　トラックにはエンジンがついていますが，血液はただの液体ですから，自力で流れるわけではありません．何もしなければ血液は重力によってどんどん下にたまります．そうするとどうなりますか？　血液が届かない細胞たちは次々と酸欠状態になり，やがては死んでしまいますよね．それでは困ります．そこで，体中に血液を送るために心臓というポンプが必要になるわけです．
　それでは，まずはその心臓の働きからみていきましょう．

心臓の仕事は引き込みと送り出し！

　心臓はその人の握りこぶし程の大きさで，筋肉でできている袋といった感じです．次のページの図を見て，構造と部位の名前を覚えておきましょう．

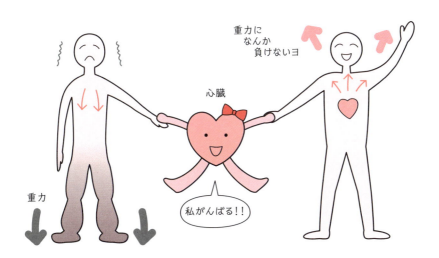

心臓は血液を引き込み，それを送り出しています．**1回分の血液は約70mL**くらいで，そのうちの95%は身体の細胞に届くように送り出し，残りのたった**5%**だけを自分の細胞に送り込んでいるのです．しかも私たちは重力を受けながら生活していますので，当然液体はみんな上から下へと流れますね．心臓はその重力に逆らって血液を脳まで押し上げなければなりません．このたいへんな仕事を，生まれてから1日も休まず続けています．それなのに，酸素や栄養の大半をよその細胞にあげているなんて，ずいぶんけなげで立派なポンプだと思いませんか？

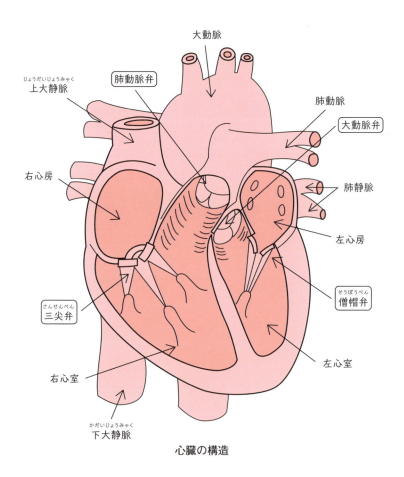

心臓の構造

動脈は動く管！ 静脈は静かな管！

　ちなみに机に向かって椅子に座り，パソコンを使って原稿を作成している今の私の心臓は，1分間に71回（**脈拍数**）血液を送り出していました．1日にすればなんと約10万回もこのポンプを動かしていることになります．

　心臓と全身の細胞をつないでいる道路が血管でしたね．血管には，動脈・静脈・毛細血管という3種類があります．血管はもちろん硬いパイプなんかじゃなくて，伸び縮みする白い膜でできているんですよ．ですから，心臓のポンプの力で勢いよく送り出されていく血液が通る血管は，そのたびにプクンプクンと拍動します．

　このように心臓の収縮によって送り出された血液が通る管は，ポンプと一緒に血管が膨らんだり縮んだり動きがあるので動く管，つまり**動脈**とよんでいます．この動きを脈拍といって，規則正しく動いているか？　1分間に何回動いているか？　などを観察することも大切な看護のひとつです．一方，心臓に血液を引き込んでいる管には拍動はなく，血液が静かに心臓の中に引き込まれてきますので，静かな管，つまり**静脈**とよぶのです．血液が勢いよく心臓から送り出されている動脈とは違って，静脈は重力によって血液が逆戻りしてしまう可能性がありますので，おもに四肢の静脈を中心に逆流を防ぐ弁がついています．

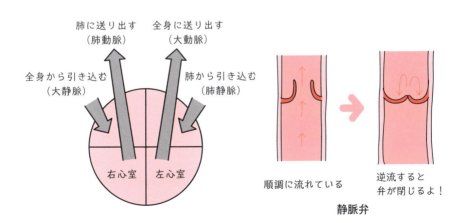

静脈弁

四肢を中心に弁がついているのは，4つ足歩行が原点だからなんですって．だから，直腸の静脈，つまりお尻には弁がついていません．それで立ちっぱなし，しゃがみっぱなしでいると痔になっちゃうんですね．

動脈から送り出された血液は体のすみずみまで届けられなければなりませんから，血管は目的地に向かって枝分かれをくり返します．ちょうど国道から脇道に入っていくような感じです．

> **合格のポイント**
> 心臓に血液を引き込む管＝静脈（大静脈と肺静脈）
> 心臓から血液を送り出す管＝動脈（大動脈と肺動脈）

毛細血管の役目！

そしていよいよ酸素と栄養がわが家（細胞）に到着します．車のまま家に突っ込むと家は破壊されてしまいますから，家の前で車を止めて荷物を下ろし，ここからは人の手で荷物を家の中に運びますよね．このように，直接，細胞と品物を受け渡しする役目をしているのが**毛細血管**です．

酸素や栄養を受け取ったわが家では，それを元気の源（エネルギー！）として活用し，生きています．生きるためのエネルギーは，酸素を使って栄養を燃やすことで作り出します．たき火をすると身体が温かくなるでしょう．それと同じです．ですから，エネルギーを熱量（単位：kcal）といいます．そんなわけで，私の身体は真冬でも 36.5℃ 前後に温められています．もちろん，死んだら私の身体は冷たくなってしまいます．

ただ，ものを燃やせば排気ガスも出ます．この排気ガスが CO_2（二酸化炭素）です．排気ガスは，ため込むと死んでしまいますので捨てなければなりません．そこで，いったんこの二酸化炭素を血液が回収し，肺に集めて気道から息を吐くことで捨てています．このように血液には新鮮な酸素がたっぷり入ったものと，細胞から出された排気ガスを回収しているものがあるわけです．

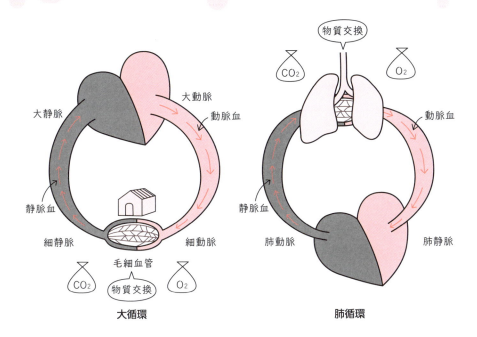

大循環　　　　　　　　肺循環

　酸素たっぷりの血液を**動脈血**といい，二酸化炭素を回収してきた血液を**静脈血**といいます．新鮮な酸素と排気ガスの交換は，私たちの呼吸によって肺の中で行われています．そこで，肺に吸い込んだ新鮮な酸素を全身に運ぶために心臓のポンプを使い，また回収してきた排気ガスを肺に運ぶときにも心臓のポンプを使っています．

　肺からの血液も全身からの血液もいったん心臓に引き込まれてから心臓のポンプを使って送り出されているのです．

合格のポイント

動脈血：肺呼吸によって酸素を取り込んだ血液（鮮紅色）
静脈血：細胞の代謝によって生じた二酸化炭素を回収した血液（暗赤色）

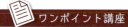
ワンポイント講座

　動脈は心臓から出て行く血管のこと，そして静脈とは心臓に帰ってくる血管の名前です．一方，動脈の中を流れているから動脈血というのではなく，酸素が豊富な血液のことを動脈血といい，酸素を失った血液のことを静脈血といいます．こちらは血液の名前です．

　つまり，血管の名前と血液の名前が必ずしも一致するわけではないんですね．ここが循環器系を学ぶポイントです．

心臓の弁は逆流を防いでいる！

　このように各細胞に酸素を届ける血液も二酸化炭素を回収してくる血液も，すべて心臓を経由するわけですから，この2種類の血液が心臓で混ざることがないように工夫されています．新鮮な酸素を届けるはずが，排気ガスが混ざっていたら大変ですよね．

　そこで，左心と右心には**中隔**（ちゅうかく）という壁があってきっちり仕事を分けています．さらに，心臓の中の血液の流れを心房→心室→動脈と秩序よく一方通行で流すために，心臓の中にも**弁**がついています．たとえば，左心室が収縮するときは大動脈弁を開いて血液を大動脈から全身に送り出しますが，このとき，左心室の強い収縮の影響を受けて，血液が左心房に逆流しようとする流れを阻止するために僧帽弁がしっかり閉じます（右ページ，上の図）．また拡張期は，心房から心室へと血液を引き込むので房室弁（三尖弁と僧帽弁）を開けます．そして，動脈に送り出された血液も引き込まれそうになりますので，これを阻止するために動脈弁がしっかり閉じるのです．

　僧帽弁がバチンと閉じるときの音と，大動脈弁が閉じるときの音が心臓の鼓動（**心音**）であり，ドッキンドッキンという順番に聴こえてきます（右ページ，下の図）．

第1章 循環器系

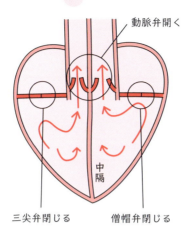

収縮期の弁

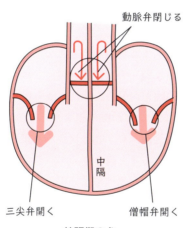

拡張期の弁

合格のポイント

〈血液の循環〉

左心室→大動脈弁→大動脈→全身→大静脈→右心房→三尖弁　体循環

僧帽弁←左心房←肺静脈←肺←肺動脈←肺動脈弁←右心室　肺循環

心音聴取部位

　この心音を聴診器などを通して聴くときには，どの弁の音がどこで聴こえやすいかを理解しておくとよいです．注意するのは，弁の近くが一番聴こえるわけではなくて，血液の流れに向かって音が聴こえるということです．たとえば，大動脈弁は左心室側に存在しますが，音は右側で聴こえます．

冠状動脈は栄養血管！

　心臓は生まれてから1度も休むことなく，筋肉を収縮させて全身に血液を送り続けています．筋肉運動を続けるということは，絶えずエネルギーを使っているわけですから，心臓にも酸素と栄養をたっぷり届けてあげないと，すぐエネルギーが足りなくなって力尽きてしまうでしょう．

　ところが，心臓は心臓に集まる血液のうちたったの5％しか自分のためには受け取っていなかったんですよね．心臓にとって，この5％はとてもとても貴重な栄養源です．このように心臓が自分のために血液を運ぶ道として使っている血管のことを**栄養血管**といいます．大動脈の根もとにある**バルサルバ洞**という少しぷっくりした場所に2つの穴があり，この穴から右回りと左回りの2本の冠状動脈が出て冠のように心臓をぐるりと取り巻いているので，冠状動脈という名前がついています．これが心臓の細胞すべてに効率よく酸素を供給している栄養血管

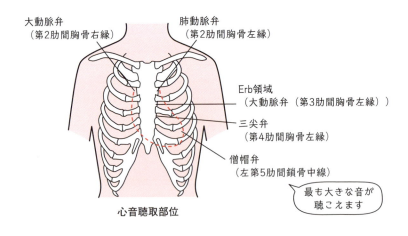

心音聴取部位

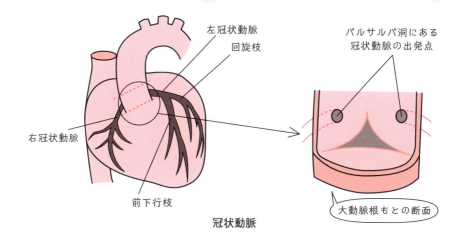

冠状動脈

です．これに対して，肺に送り出す肺動脈や全身に送り出す大動脈は心臓が仕事のために使っている血管であり，このような血管を**機能血管**とよんでいます．

　もし心臓がしっかり働くことができなくなってしまったらどうなるでしょう？全身の細胞に酸素が行き渡らなくなり，窒息する細胞が増えていきます．そして，脳細胞が次々と窒息して死んでしまえばヒトは生きることはできません．心臓が止まれば，その時ヒトも死を迎えます．

　このように，心臓の働きは血管と密接な関係があるので，長生きの秘訣は健康な血管を保つことといえるかもしれません．しかし，毎日の**生活習慣**によっては血管に汚れがたまり，ついには詰まってしまうことがあるのです．

心電図は心筋の働きを見張っている！

　心臓は全身に血液を送り出すポンプでしたね．このポンプが正常に働いているかどうかを見張る装置が心電図です．

　心臓には**洞結節**というスイッチがあり，このスイッチが入ると心臓の中を電気が流れていきます．そして，電気信号を受け取った筋肉の細胞がビックリして興奮し，いっせいに収縮することで全身の細胞に血液が押し出される仕組みになっていて，この収縮した状態を**脱分極**といいます．スイッチが入って電気が流れていく仕組みを**刺激伝導系**とよんでいます．

　次に，収縮が収まり心筋がゆるんで全身から血液が戻ってきます．この状態を**再分極**といいます．

　心臓を流れる電流を記録したものが心電図です．ここで心電図の見方を簡単に説明しましょう．
・動きがない状態はO（ゼロ）です．（※ゼロは欧米ではアルファベットのオー）
・1つ目の波はO（オー）の次なので，アルファベット順にP，そしてQ，R，S，Tと続きます．
・心電図は基本的に3つの波をくり返しています．
・小さな丸い山が**P波**，とがった高い山が**R波**，やや大きめの丸い山が**T波**です．

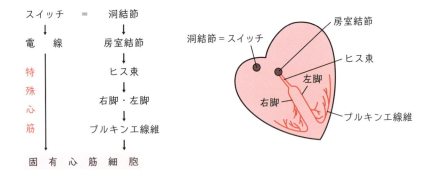

刺激伝導系

・R波の前後には小さな下向きの**Q波**と**S波**があり，3つを合わせてQRS波ということもあります．

それぞれの波形と心臓の動きは次のように対応しています．
① 心房に血液がたまると，心房はキュッと興奮します．
P波
② 心房から心室に血液が移ります．移動する間はじっと待っています．
PQ時間
③ 心室に血液がたまると，心室はギューッと血液を押し出します．
QRS波
④ 心筋の収縮が終わって心室がふくらみます．
T波

心電図を見ることで，たとえば，
- P波がなければ，スイッチが入らないということ
- PQ時間が長ければ，心房から心室まで電気が流れにくいということ
- R波がとがって背が高ければ，収縮力が強いということ
- T波が大きければ，収縮弛緩の動きが大きいということ

などがわかるわけですね．

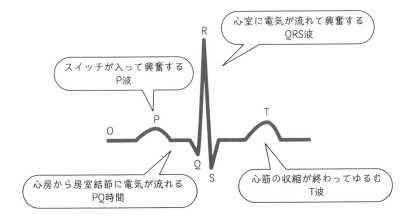

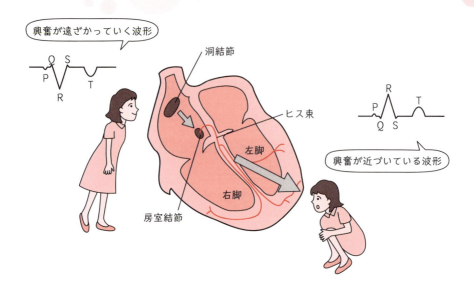

　ところで，心電図には上向きの波と下向きの波があります．それぞれどういう意味があるのでしょうか．

　心電図をとるときには一般的に電流を12方向から記録しますが，これを**12誘導心電図**といいます．このとき，電極を手足につけて記録するものを**（四）肢誘導**といい，胸につけて記録するものを**胸部誘導**といいます．

　そして，電極をつけた方向から心臓を見るとき，興奮が向かってくる場合は上向きの波になり，興奮が遠ざかっていく場合は下向きの波になるのです．

合格のポイント

12誘導心電図でわかること！
- 心筋虚血の有無や部位
- 不整脈の種類
- 心肥大の有無
- 刺激伝導系の異常

　さあ，次からは循環器に関する疾患のお話をしましょう．

高血圧

血圧って何でしょう？ ホースの中の水圧と同じです．ホースの中を水が流れるとき，勢いよく流れる水は水圧が高いですね．血圧もこれと同じで，心臓が強い力で血液を押し出すと血圧が高くなります．また，同じ力で流しても，ホースをつぶすと水圧が高まるように，血管が汚れて狭くなると血圧も上がります．

細胞と物質を交換するのは毛細血管でしたね．毛細血管から細胞のほうに血液を押し出すためには，およそ 35mmHg の圧が必要とされています．それより低いと細胞に押し出せなくなりますから，細胞は元気がなくなってしまいます．脳の細胞は5分間酸素が届かなければ大半が死んでしまいます．

●

では逆に必要以上に圧力が強すぎたらどうなるのでしょう．血管に大きな衝撃がかかり続けると，極端な話，血管が裂けてしまいます．このような危険をはらんでいるのが高血圧の状態です．

子どもの頃の血管はとてもしなやかでよく伸びますが，何度も血液がぶつかっているうちに誰でも歳とともに少しずつ血管が硬くなっていきます．さらに，血液中に余分な脂肪分が多いと，そのあぶらが血管内にこびりつき，ますます硬い血管壁になっていきます．これを**動脈硬化**とよんでいます．硬くなった血管の

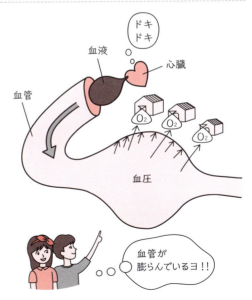

壁は伸びなくなり,いっそう裂けやすくなってしまうのです.

　今にも破裂しそうな風船を想像してみましょう.高血圧の方の血管は,まさしくその破裂しそうな血管なのです.破裂したら大変ですね.何としても破裂しないようにそれ以上膨らまないように,気をつけなければなりません.つまり,高血圧が続き,血管壁がその衝撃に耐え続けることで,血管壁が硬くなってしまい,これが動脈硬化を引き起こしてしまうのです.

●

　動脈硬化をきたした血管壁は裂けやすいといいました.はじめに裂けるのは直接血液がぶつかる内膜とよばれる部分です.血管は内膜・中膜・外膜でできていて,内膜が裂けても中膜や外膜があれば何とかなると思うかもしれませんが,実は,内膜が裂けるとそこから出血します.血液は出血すれば固まろうとする性質があるので,血管の中で血の固まりができてしまいます.これを**血栓**(けっせん)といいます.血管の中の血栓が血液の流れを塞いでしまえば細胞に血液が届かなくなり,細胞は窒息します.これが冠状動脈で起こると**心筋梗塞**(しんきん・こうそく)というわけです.

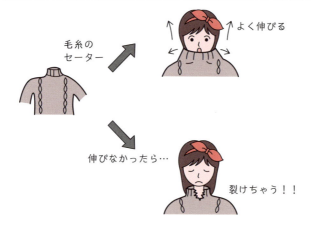

心筋梗塞

みなさんは心筋梗塞ってどんな病気だと思っていましたか？
　たとえば，心筋梗塞を起こした患者さんが救急車で病院に運ばれると，駆けつけてきたご家族は，「今まで心臓が弱いなんて知りませんでした」とおっしゃることが意外と多いんです．心筋梗塞は心臓が弱い人に起こるものなのでしょうか？　そうではありませんでしたね．心臓はちっとも悪くないのに，頑張っている心臓に酸素を届ける血管が詰まってしまうことで起こる病気です．

　心臓は片時も休まず一生懸命働いています．だから絶えず酸素や栄養が必要で，冠状動脈が心臓に酸素や栄養を運ぶのでしたね．心筋梗塞とは，この冠状動脈が詰まってしまって酸素を運ぶことができなくなり，その酸素を待っている心臓の細胞が窒息して死んでしまう病気なのです．つまり，心臓が悪いのではなく，酸素を運ぶ冠状動脈を血液が通れないために起こってしまうわけです．

●

　では，なぜ冠状動脈が詰まるかというと，原因の1つはドロドロの血液が流れ続けたということです．キッチンの配水管を想像してみましょう．水だけを流していれば配水管が詰まることはありません．しかし，油汚れを流し続ければ，その油分が配水管にこびりつき，徐々に流れが悪くなり，やがては詰まってしまいます．これと同じなのです．

　血管の中が汚れて狭くなっていると，たとえば階段を駆け上がるなど，急にたくさん血液を流そうとしたときに流しきれなくなって，酸素不足の細胞がしびれ始めます．正座していると足の血管が圧迫されてだんだんしびれてきて痛くなりますね．これと同じことが心臓に起こった状態が狭心症といわれるものなのです．

　狭心症は血管が狭いために血液が流れにくい

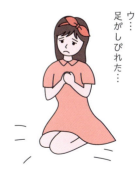

ウ…足がしびれた…

という状態ですから，しばらくじっとしていたり，血管を広げる**ニトログリセリン**という薬を使うことで楽になります．

●

　ところが心筋梗塞の場合は，狭い血管を無理に流れようとした血液が血管の内側の膜を破って，膜から出血した血液が固まって血管を塞いでしまい，完全に血液が流れなくなります．詰まってしまった血管より先で酸素を待っている細胞は，やがて窒息して死んでしまいます．死んだ心筋細胞が生き返ることはありません．死んでしまった細胞の数が少しなら，生きている細胞たちが頑張れるかもしれませんが，その数が多ければ心臓そのものが力尽きてしまうでしょう．このように血管の詰まる場所によっては死に至る重篤な病気なのです．

●

　生まれて以来一度も休みも取らずに働いている心臓の細胞たち（心筋細胞）が，酸素を届けられずに無念の死を遂げることを思うと，かわいそうでなりません．このような状態を招くことなく，たくさんの酸素が届くように冠状動脈の中はいつもきれいで流れやすい状態にしておいてあげたいですよね．配水管の汚れも血管の汚れも決して1日や2日でたまるものではありません．毎日の積み重ねなのです．ですから，心筋梗塞も生活習慣病の1つとされています．

　では，ドロドロの血液を流さないために，どのようなことに気をつければよいのでしょうか？　身体に吸収した栄養分をしっかり燃やせば血液はドロドロにならずにすむはずです．しっかり運動して余分な脂肪をため込まないようにしたり，余分な栄養分をとりすぎないように心がけたり，また喫煙によるニコチンも原因の1つとされていますので，禁煙することが大切です．

　このように日常生活を見直して健康な血管を維持することがとても重要だとおわかりいただけたでしょうか？　心筋梗塞の患者さんを看護することだけでなく，心筋梗塞にさせないことも大事な看護なのです．

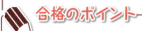
合格のポイント

狭 心 症：冠状動脈の狭窄によって，心臓への血液が流れにくい
心筋梗塞：冠状動脈の閉塞によって，心臓への血液が途絶える

　心臓は悪くないのに，酸素がもらえないから心筋細胞が窒息してしまう状態が心筋梗塞でしたね．心筋梗塞によって仲間を失った心筋細胞たちは，仲間の分まで仕事をしなければならないため疲労がたまっていき，やがては心臓そのものが弱ることがあります．心筋が弱ってポンプの力が低下した状態を心不全といいます．次は**心不全**のお話をしましょう．

心不全

　高血圧や狭心症，心筋梗塞などが原因となって心筋そのものが弱っていくと，ポンプの力が低下し，やがては呼吸困難を起こしたり，むくんだりするようになります．急激に起こるものを急性心不全といい，ゆるやかに起こるものを慢性心不全といいます．つまり，心臓が果たすべき機能を維持できなくなった状態のことです．ほとんどすべての心疾患の終末期に起こります．

　心臓は全身の細胞に血液を送り出すことが仕事でしたね．もちろん血液は心臓でわき出ているわけではありません．身体を循環している血液（1回分は約70mL）を引き込み，それを送り出しているのです．
　しかし，ポンプの力が弱くなってしまったら，引き込むことも送り出すことも中途半端になってしまいます．そうなると末梢の循環が低下するので，全身の細胞が必要とする血液はすみずみまで行き渡らなくなり，酸素が届かない細胞がでてきます．また，引き込んでもらえない血液が血管の中にたまりはじめるので，血管から血液の成分が漏れ出し，**うっ血**という状態を招くのです．

原因となる基礎疾患により，心筋に負担がかかり続けることで生じるものと，心筋そのものが障害されて生じるものに分けられます．さらに，急激に起こるものが**急性心不全**で，心筋梗塞によることが多く，ゆるやかに起こるものが**慢性心不全**で，弁膜症や高血圧によるものが多いとされています．また，左心室のポンプが弱くなった状態が**左心不全**であり，右心室のポンプが弱くなった状態を**右心不全**といいます．

●

それでは右心不全からみていきましょう．

右心室の働きは，細胞から老廃物を回収してきた静脈系の血液を引き込み，それをきれいな酸素と交換してもらうために肺に送り出すことでしたね．

このポンプが弱くなるのですから，右心室に帰ってくる静脈からの血液が引き込まれなくなります．とくに足から帰ってくる血液は心臓から一番遠く，また重力の影響も受けるので，戻れない血液が真っ先にたまりはじめ，**足がむくんでくる**のです．

足から戻ってくる血管には，肝臓から戻ってくる**肝静脈**という血管も合流していますので，流れない血液が肝臓にたまりはじめて肝臓まで腫れてくることがあります．さらに，頭のほうから心臓に帰ってくる血液が右心室に引き込んでもらえないと，首のあたりを流れている**頸静脈**がパンパンになって浮き上がってきます．このような血管の様子を**怒張**といいます．

●

次に左心不全です．

まず左心室の働きは，ガス交換を終えて酸素をたっぷり含んだ動脈血を肺から引き込み，それを全身に送り出すことでしたね．そのポンプが弱ってしまったらどうなるでしょう．全身に送り出すことが不十分となり，末端の細胞では酸素が足りなくなってしまいます．皮膚の薄い所では紫色になって見えます．これを**チアノーゼ**といいます．そして，肺から左心室に血液がスムーズに引き込まれないと，肺の中で血液があふれかえってしまうでしょう．すると，肺の細い血管から血液の成分が漏れ出し，肺水腫が起こるので呼吸が

とても苦しくなってしまうのです．

●

　このように，心不全は心臓のポンプが弱ってしまう状態ですが，弱るといってもその程度は人それぞれ異なりますので，現在どのような状態なのかを十分観察することが重要です．
　また，十分酸素を運んでもらえないことで，絶えず息苦しさを感じている方は，死に対する恐怖とも闘っているのです．看護師はそんな不安の減少に努め，症状が悪化しないように細心のケアに努めることが大切です．とくに自宅で過ごされている患者さんには，自分の状態を知り，悪化させない生活を送ることができるよう保健指導をしていくことも大切な看護です．

それではここで循環器の疾患について事例を紹介しましょう．
実習に行ったつもりでアセスメントしてみてください．

事例　心不全と思われるSさんが受診に来ました…

　Sさんは52歳の男性です．奥さんと2人で暮らしています．身長170cm，体重80kg．5年前から高血圧の治療をしていましたが，自己中断していたそうです．
　Sさんは「先月あたりから平らな道を歩いているのに息が苦しくて，足が象みたいに重くなって歩けなくなりました」と話しています．近くの診療所で処方された利尿薬を服用していたのですが，夜眠れないほど息苦しくなったため，救急車での来院となりました．
　聴診では左第5肋間で収縮期の雑音が聴取され，胸部のX線検査では心胸比が75％，心電図の検査を行ったところ心房細動が観察されました．さらに心臓超音波検査などの結果から，僧帽弁閉鎖不全による心不全と診断されて入院となりました．

　入院後5L／分で鼻腔カニューレによる酸素投与が行われ，会話が何とかできる状態でした．検査の結果からSさんには手術が必要と診断されて，医師からSさんに治療の具体的な説明が行われました．Sさんは不安な様子で説明を聞いていましたが，納得したうえで同意し，5日後に僧帽弁置換術を受けることになりました．胸を切開して僧帽弁を切り取り，新しい人工弁を移植すること，身体障害者手帳を申請できることなども説明されました．
　Sさんの不安を少しでも取り除けるように，手術の当日までは何度も病室へ足を運び，術後・回復期から退院後の予定を話しながら手術を前向きにとらえてもらえるように努め，同時に心機能や不整脈の状態，心不全の症状を観察しました．さらに風邪などの感染によって感染性心内膜炎を引き起こすリスクについても細心の注意を払う必要があります．

収縮期雑音

弁膜症では，特有のタイミングで心雑音が聴こえます．収縮期雑音は房室弁（僧帽弁，三尖弁）閉鎖不全，動脈弁（大動脈弁，肺動脈弁）狭窄で聴取されます．拡張期雑音は房室弁狭窄，動脈弁閉鎖不全で聴取されます．それぞれの弁による心音聴取部位はp10で確認してください．Sさんの場合，左第5肋間で収縮期雑音が聴取されるので僧帽弁の閉鎖不全が疑われます．

身体障害者手帳

身体障害者手帳は身体障害者福祉法第15条に基づき，対象者の居住地の都道府県知事が発行する証明書です．対象となる障害の種類は，視覚障害や肢体不自由など12種類あり，人工心弁を移植予定のSさんの場合，心臓機能障害に該当します．身体障害者手帳によって受けられるおもなサービスは，医療費や税金の助成，福祉機器の交付，公共交通機関や携帯電話の割引など，多岐にわたります．

感染性心内膜炎

何らかの原因で血中に入り込んだ病原体が，心臓の内側にイボのような感染巣を

手術当日，Sさんの僧帽弁置換術は予定どおり体外循環下で行われました．出血量はそれほど多くありませんでしたが，多少の血圧低下と発熱がありました．手術の翌日には意識が回復し，2日後にはICUから一般病棟へ帰ってきました．術後は頻脈や心房細動などの目立った不整脈もみられず，血圧動態も安定していました．引き続き意識レベル，循環動態などの変化を観察しながら術後合併症の徴候を見逃さないように努めました．

　4週後，順調に回復して状態が安定したSさんに退院後の生活について説明しました．
　Sさんの心臓には人工の弁が移植されたので，そのままでは異物と認識されて血栓が作られやすくなります．血栓を予防するために，抗凝固剤のワルファリンが生涯処方されること，そのために血が止まりにくくなるので，歯医者さんで抜歯をするときなどには，事前に歯科医師に相談してほしいことを伝えました．さらに，ワルファリンは血液凝固因子を作るためのビタミンKを阻害する薬剤なので，ビタミンKを多く含む納豆，青汁などは控える必要があることなども説明しました．
　退院後の日常生活では心臓に過度な負担をかけないように気をつけてもらいます．それから体重を毎日測って，とくに増えすぎないようにコントロールしてもらい，あわせてむくみなどの徴候にも気をつけてもらいます．さらに，むくみを予防するために，水分制限・塩分制限の必要性についても説明しました．
　Sさんは「お医者さんから，この病気が原因で脳梗塞になる人もいると聞いてゾッとしました．生活習慣を変えるくらいなら好きに生きたいと思っていたけど，妻にもずいぶん迷惑かけちゃったし，ちょっとずつでもできることから頑張ります」と話してくれました．

作る疾患を感染性心内膜炎とよびます．感染のきっかけは歯科治療や風邪です．Sさんのように弁膜症ではリスクが高く，弁を破壊したり塞栓症を引き起こしたりするので場合によっては緊急手術が必要になります．発熱や頭痛などの症状は要注意です．

⚠ ビタミンK

ビタミンKは，納豆や青汁に多く含まれる血液凝固を促進するビタミンです．プロトロンビンなどの血液凝固因子は，このビタミンKによって合成されています．ワルファリンという抗凝剤は，このビタミンKと競合することで血液凝固を抑えるので，ワルファリンを処方されたSさんは納豆や青汁を避けたほうがよいのです．

⚠ 脳梗塞

脳梗塞は脳の血流障害によって起こりますが，原因のひとつに別の場所でできた血栓が脳の動脈に詰まってしまう脳塞栓症があります．Sさんの場合，①僧帽弁の閉鎖不全によって左心房への逆流が頻繁に起こり，そこで血栓が形成される，②心内膜炎によって僧帽弁にできた感染巣から凝固塊が遊離する，③人工弁の周囲に血栓が形成されるなどの理由から，脳塞栓のリスクが高いといえます．

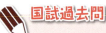 国試過去問

次の文を読み［問題1］［問題2］［問題3］に答えよ．【第104回】

Aさん（54歳，男性）は，10年前に心筋梗塞（myocardial infarction）を発症し，2年前に慢性心不全（chronic heart failure）と診断され外来受診を続けてきた．1週前からトイレ歩行時に息苦しさがあり，4日前から夜に咳と痰とがみられ眠れなくなっていた．本日，Aさんは定期受診のため来院し，心不全（heart failure）の増悪と診断され入院した．入院時，体温36.3℃，呼吸数24／分，脈拍96／分，整で，血圧124／72mmHgであった．心エコー検査で左室の駆出率28％であった．体重は1週間で4kg増加し下肢の浮腫がみられる．

［問題1］
このときのAさんのアセスメントで適切なのはどれか．

1. ショック状態の可能性が高い．
2. 左心不全（left heart failure）の症状はみられない．
3. NYHA心機能分類のⅠ度に該当する．
4. 浮腫は右心不全（right heart failure）の症状によると考えられる．

［問題2］
Aさんの咳嗽を軽減する方法で最も適切なのはどれか．

1. 起坐位を保つ．
2. 腹式呼吸を促す．
3. 部屋の湿度を30％に保つ．
4. 超音波ネブライザーを使用する．

［問題3］
入院治療によりAさんの症状は改善し，2日後に退院予定である．退院後の受診についての説明で最も適切なのはどれか．

1.「夜間の咳で受診する必要はありません」
2.「体温が 38.0℃以下なら受診の必要はありません」
3.「今回のように体重が増加したときは受診してください」
4.「仕事から帰って足に浮腫がみられたら受診してください」

※解答は p26 を参照

解答

p24 の解答と解説

[問題1]　正解：4
1. ×　ショック状態は血圧の低下を認める．Aさんの血圧は正常に保たれている．
2. ×　左室駆出率とは左心室が蓄えた血液の何％を大動脈に送り出したかをみるもので，通常では60％前後で，40％以下は左心機能の低下を意味する．左室駆出率28％は左心不全であり，これに伴う呼吸器症状が出現している．
3. ×　1週間前からトイレ歩行時に息切れがあったことなどからNYHA分類Ⅲ度に該当する．
4. ○　下肢の浮腫は右心不全の代表的な症状である．

[問題2]　正解：1
1. ○　起坐位を保つことにより，心臓より下からの静脈還流量を減少させることができる．これは心臓にとって前負荷を軽減させることになるので症状の緩和を図ることができる．
2. ×　肺うっ血が予測されるため，腹式呼吸による換気量の増大は見込めない．
3. ×　呼吸器症状は心不全によるものなので，まずは心負担の軽
4. ×　減を図ることが優先される．

[問題3]　正解：3
1. ×　左心不全の症状なので，受診を考える必要がある．
2. ×　感染により心不全が増悪する危険性があるので，受診を考える必要がある．
3. ○　体重増加は体内の水分貯留を意味し，右心不全の徴候の1つであるため受診が必要である．
4. ×　健康な人でも夕方になると重力の影響で下肢に浮腫がみられることがある．

第2章

呼吸器系

第2章 呼吸器系

私たちは生きるために呼吸をしています．
　　　生きている　→　息（いき）している
かつて私は「息をしていることが生きているの語源だよ」と教わりました．「なるほどな」と思いました．この章は，息をする，つまり呼吸についてのお話です．

　私たちの身体は1つです．でも，解剖学的にいうと，60兆個の細胞が集まってできあがっているんでしたよね．そして，1つひとつの細胞も呼吸をして生きています．私も今ちゃんと呼吸をしていますが，もし身体の一部の細胞が呼吸をしていないとすると，その細胞だけ死んでいることになります．細胞の死を壊死（えし）といいます．
　このように生きるために欠かせない呼吸の目的は何でしょうか．それはエネルギーを得ることです．車がガソリンを燃やして走るように，私たちの身体も栄養を燃やして活動しています．いくら満タンにガソリンが入っていても，エンジンをかけて燃やさなければ車は動きません．同じように身体の栄養が燃えなければ私たちも生きることができません．そして，栄養を燃やすためには酸素が必要です．
　酸素は私たちが暮らす大気の中にありますので，息を吸って大気中の酸素を取り込みます．身体は取り込んだ酸素を使って栄養を燃やしてエネルギーを得ます．このとき，燃えかすとして排気ガスが出てきます．息を吐くのはこの排気ガスを捨てるためです．これが呼吸の仕組みです．「呼吸」の「吸」は「酸素を体内に取り込む」働き，「呼」は「二酸化炭素を体外に捨てる」働きに相当します．
　酸素を使って栄養を燃やし，エネルギーに変える様子をもう少し詳しくすると，

$$栄養　+　酸素　→　エネルギー　+　水　+　二酸化炭素$$

という図式になります．何を食べてもエネルギーとともに水と二酸化炭素が発生

するわけです．しかし，水と二酸化炭素には栄養としての価値はないので，余分なものとして捨てなければなりません．通常，余分な水はおもに尿として，二酸化炭素は呼気として排出されます．

酸素のリレー！　外呼吸と内呼吸

　空気の通り道を気道といいます．ふつう鼻から吸い込まれた空気は，のどを通って肺に到達します．自分で感じることができる呼吸はこのあたりまでですね．しかし，酸素が必要なのは肺ではなく全身の細胞ですから，肺胞に届いた酸素を血液に渡して細胞まで運んでもらいます．また，反対に血液が細胞から回収してきた二酸化炭素は，身体の外に吐き出さないと体中が排気ガスだらけになって死んでしまいますので，休むことなく肺胞に渡し，気道から外気に捨てています．このように血液と肺胞でガス交換することが身体の外との呼吸であり，これを**外呼吸**とよんでいます．

　そして，血液に渡された酸素は血液によっていよいよ全身の細胞に運ばれます．血液から各細胞に酸素を渡し，逆に細胞が吐き出した二酸化炭素を回収するという作業が続きます．このように血液と細胞でガス交換することを**内呼吸**とよんでいます．

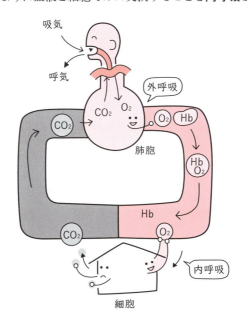

空気の通り道だから「気道」！

　酸素を吸って，二酸化炭素を吐き出すための空気の通り道を**気道**とよびます．気道は，さらに上気道と下気道に分類されます．

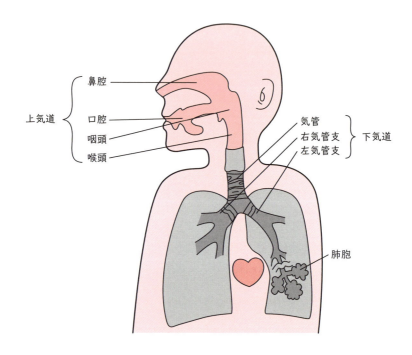

　私たちが吸いこんだ空気は**鼻腔**から入り，**咽頭**，**喉頭**を通って**気管**に入ります．肺は左右2つありますので，気管は2本に枝分かれして肺の中に入っていきます．左右それぞれの枝を主気管支といいます．この主気管支は肺門という肺の玄関から肺に入ると，さらに幾重にも枝分かれしながら細くなり，最終的には**肺胞**という膨らみに到達します．気道の終着点が肺胞です．肺胞はゴム風船のように，伸び縮みする弾力性のある線維でできています．

　　　気管支　→　葉気管支　→　区域気管支　→　細気管支
　　　　　→　終末細気管支　→　呼吸細気管支　→　肺胞管　→　肺胞

肺は，心臓を挟んだ両脇にある臓器ですね．しかし，心臓は身体のど真ん中にありますが，少し傾いて左の肺を圧迫しているため，左の肺は右より小さくなっています．だから，大きい右肺は**上葉・中葉・下葉の３葉**に分かれているのですが，小さい左肺は**上葉・下葉の２葉**しかありません．

枝分かれした気管支は左右の肺に入りますから，大きい右肺のほうに左肺よりたくさん酸素を届けたいですよね．そこで右気管支のほうが左より太くなっています．また，心臓のせいで少し持ち上がりぎみの左肺に入る左主気管支は，角度が少し上向きです．さらに，気管支から枝分かれするのが葉気管支です．葉気管支は，肺の区分の数に枝分かれしていきます．

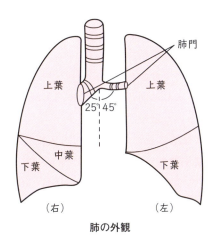

肺の外観

合格のポイント

右肺は上葉・中葉・下葉の３葉　　左肺は上葉・下葉の２葉
右気管支は太く，短く，角度小　　左気管支は細く，長く，角度大
右葉気管支は３本　　　　　　　　左葉気管支は２本

どうやって酸素は血管の中に入るの？

　気管支は合計23回の枝分かれをくり返し，呼吸器の終着点である肺胞へと続きます．肺胞は，ちょうどブドウの房がたくさん集まったような構造をしています．肺胞のまわりにはマスクメロンのようにたくさんの毛細血管が取り巻いていて，肺胞の壁に背中合わせの状態で張り付いています．酸素は，肺胞の壁から毛細血管の壁へと通り抜けて血液の中に送られ，逆に，毛細血管の中を流れてきた排気ガスは肺胞へと移動します．これをガス交換といいます．

　では，なぜ気体の酸素が血管に入り，血液という液体の中に移動するのでしょうか？　これは**拡散**とよばれる現象によるものです．拡散とは「濃度の高いほうから濃度の低いほうへ移動する現象」のことをいいます．たとえば，スーパーマーケットでお買い物をして，レジ精算のために並ぶとき，少しでも空いている列の後に並びますよね．ふつう1カ所だけが長い列をつくることはなく，何となく同じ長さの列になります．これと同じように，ガスも濃さに違いがあると，同じ濃さになるまで移動するという現象が起こります．

　一般にガスの濃度は分圧で表しているので，表記にはP（pressure）を用い，酸素分圧はPO_2，二酸化炭素分圧はPCO_2と書きます．肺胞の中の酸素分圧は100 Torr（mmHg）で，毛細血管の中の酸素分圧は40 Torr（mmHg）なので，肺胞の中の酸素ガスは空いている毛細血管の中へと移動するのです．このようなガス交換の仕事をするのはおもに**肺胞I型細胞**です．

肺胞はつぶれないの？

　肺胞が縮んでいては思うようにガス交換ができないので，肺胞はつねに膨らんでいなければなりません．肺胞は伸びて膨らむ性質があるので，ゴム風船をイメージするとよいでしょう．ゴムは伸びれば伸びるほど，もとに戻ろうとする力が発生します．肺胞も風船と同じで，大きく膨らませて肺胞の壁が伸びるほど，大きく縮もうとする反射（ヘーリング・ブロイエル反射）が起こります．ですから，大きく息を吸えば必然的に大きく息を吐き出すことになるわけです．

　さて，風船を膨らませようと思えば，風船を口にくわえて息を吹き込みますよね．この吹き込むというのは大気を押し込むことであり，これを**陽圧**といいます．

しかし，私たちの肺胞は誰かに吹き込んで膨らませてもらっているわけではなく，自分で吸い込む，つまり引き込んでいますよね．これを**陰圧**といいます．ちょうど掃除機のように，ものを吸い取る力がかかっている状態と同じです．言いかえれば，肺に陰圧の力が働いているからこそ，私たちは「息を吸う」ことが可能なのです．

　肺胞が入っている胸の入れ物を**胸腔**とよびます．この胸腔が肺胞を外から引き伸ばすように膨らませているのです．もし大気圧より肺の中のほうが陽圧（圧が高い）だと，大気は肺の中に入れません．肺の中がつねに陰圧であることが，呼

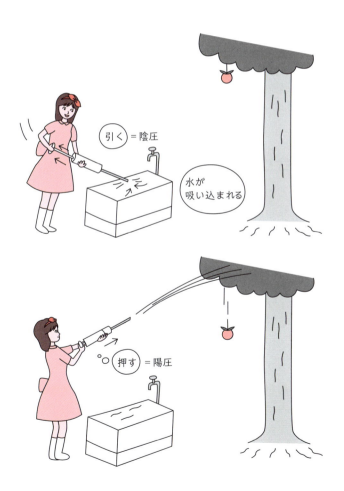

吸をするうえで欠かすことのできない条件です．また，肺胞が伸びて拡張すると縮もうとする反射が起こるとお話ししましたが，このときの縮もうとする力が肺胞の陽圧となり，大気を外に押し出しているわけです．ですから，胸腔内はつねに陰圧ですが，肺胞だけは，呼気のときだけ陽圧になるのです．

　それから，肺胞がしぼんだり破裂したりしてしまうと，呼吸ができません．そこで肺胞が膨らみを維持することができるように，肺胞を守るもう1つの力があります．それは肺胞の内側の**肺胞Ⅱ型細胞**から分泌される**サーファクタント（表面活性剤）**というものです．このサーファクタントが肺胞をガードし，肺胞をつぶそうとする外力からしっかりと守ってくれています．こうして，肺胞がつねに膨らんだ状態をキープすることで，円滑なガス交換が行われているのです．

> **合格のポイント**
>
> 肺胞Ⅰ型細胞は，ガス交換に関与
> 肺胞Ⅱ型細胞は，サーファクタントを分泌

呼吸の仕事は会社組織！　社長と部長の管理の仕方は異なる！

　私たちの身体は，全身の細胞に絶え間なく酸素を送り届けるため，片時も休まず呼吸を続けています．起きている時も寝ている時も，呼吸は休みなく続けられています．しかし，その仕事量は一定ではありませんよね．運動すれば呼吸は早くなり，静かに横になっているときは穏やかです．このような呼吸の調節をしている仕組みはどのようになっているのでしょうか．実は，呼吸の回数や深さを調節している場所は，呼吸器とは別の場所，脳の中にあるのです．脳が呼吸中枢としてコントロールを行っています．

　まず，この組織の社長（トップ）は**延髄**です．延髄には血液中の二酸化炭素の濃度（分圧）をキャッチするセンサーが内蔵されていて，血液中の二酸化炭素の濃度が必要以上に高くならないように見張っています．二酸化炭素は排気ガスですから，これが体内にたまってしまうと身体に害が及びます．もう少し詳しく話しますと，二酸化炭素は酸性ですから，二酸化炭素が身体にたまると，身体が酸性に傾いてしまいます．これは**アシドーシス**（p138を参照）とよばれて，命を脅かすほど危険な状態です．そこで，血液中の二酸化炭素の濃度が上昇すると，

延髄はすぐさま吐き出せ！　という呼吸命令を発して，体外へ二酸化炭素を排出するように促します．つまり，二酸化炭素の増減によって，呼吸の調節を行うところが延髄ということになります．このように呼吸中枢としてのトップは「仕事ができて管理が行き届いている会社は，ゴミがなくいつもきれいな環境だが，ゴミがたまっている会社では仕事ができてない！」と判断するわけです．

　そして，組織には部長たちもいて，こちらは会社の環境ではなく，むしろちゃんと商品が運ばれているかを見張っているのです．これらは脳に血液を運ぶ血管内のセンサーで，**大動脈小体**と**頸動脈小体**とよばれています．私たちの体内では脳細胞が最も酸素不足に弱いので，脳に運ばれる血液に十分な酸素が積み込んであることが重要です．ですから，部長たちはこれらの血液中の酸素濃度が低下すると，大動脈小体では迷走神経（p86 を参照）を，頸動脈小体では舌咽神経（p86 を参照）を介して「血液中の酸素不足」の情報を延髄（＝社長）に報告するのです．大動脈小体と頸動脈小体から情報を受け取った延髄は，直ちに呼吸筋（＝社員）に指令を送り，呼吸運動強化命令を出します．この命令にしたがって，いつもより酸素を余計に取り込むことで，酸素不足が改善されるわけです．部長たちは必要に応じて社長に報告をしており，社長は会社全体の仕事を管理しているのですね．

　いかがですか？　無意識のうちに呼吸調節は，組織的にそして着実に行われているのです．今さらながら，人体の巧妙さに脱帽してしまいます．

合格のポイント

〈呼吸中枢〉
- 延髄（一部は橋）に存在　→　二酸化炭素の上昇に反応して呼吸を促進
- 頸動脈小体，大動脈小体　→　おもに酸素の減少に反応して，
　　　　　　　　　　　　　　　　　延髄に働きかけ呼吸を促進

実際に呼吸の仕事をしている社員たちは呼吸筋!

　呼吸の仕事は呼吸運動といって，筋肉が行っています．つまり，社長や部長の判断で指示されて働いている社員は**呼吸筋**なのです．この社員たちの仕事は，肺胞を大きく膨らませることです．大きく膨らませるということは，ゴムを伸ばすということです．ゴムは伸ばせば伸ばすほど縮もうとするので，大きく息を吸うことは，大きく息を吐くことにつながります．つまり，二酸化炭素をため込まないためには，何よりいったん肺胞を大きく膨らませることが重要です．膨らんだ反動で肺胞をしぼませますから，二酸化炭素を吐き出すことができるわけです．肺胞は陰圧によって膨らむので，肺の容積を大きくすることができれば，肺の中にはよりたくさんの空気が吸い込まれることになります．このように吸ったり吐いたりする呼吸動作を呼吸運動といいます．運動といえば筋肉です．しかし，ここで知ってほしいことは，肺胞に筋肉がついているわけではないということです．実は，呼吸筋の代表は**肋間筋**と**横隔膜**の2種類で，肺から離れたところで遠隔操作をしています．

　肋間筋には外肋間筋と内肋間筋の2種類あり，吸気のために働く筋肉が**外肋間筋**です．外肋間筋は肋骨を上のほうに引き上げながら胸郭を広げて肺胞を膨らませます（吸息）．外肋間筋の収縮が止まれば，肺胞も自然にしぼみます（呼息）．意識的に努力して呼気に働くのが**内肋間筋**です．内肋間筋が肋骨を下のほうに下げることで胸郭の幅も狭まり，肺が圧縮されていきます．このように，肋間筋と肋骨の運動によって生じる呼吸のことを**胸式呼吸**といいます．

　また，胸と腹部の境目にある通常横隔膜は，名前に膜と付いていますが立派な骨格筋です．この大きな筋性の膜のちょうど真上に肺が乗っています．横隔膜が収縮すると，内臓は下に押しやられるように下がるので，胸のスペースが広がります．それに合わせて肺胞が膨らむのです．横隔膜の収縮が止まってゆるむと今度は横隔膜が持ち上がり，肺胞も下からつぶされるように押されて中の空気が吐き出されます．このように，**横隔膜の上下運動によって生じる呼吸のことを腹式呼吸**といいます．

合格のポイント

〈胸式呼吸〉
・外肋間筋の収縮 … 吸息
・内肋間筋の収縮 … 努力呼息

〈腹式呼吸〉
・横隔膜の収縮 … 吸息

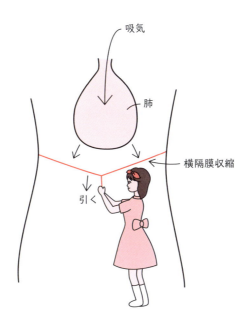

腹式呼吸

ワンポイント講座　腹式呼吸

　腹式呼吸が上手にできていると，お腹がプクッと膨らむのは，なぜでしょう？

　そうそう，腹式呼吸で横隔膜が下がると，その下の臓器が圧迫されて，お腹の壁に向かって飛び出してくるためです．よく歌手がお腹の上に手を乗せて歌うのは，腹式呼吸が上手にできているのか確かめているんですって．

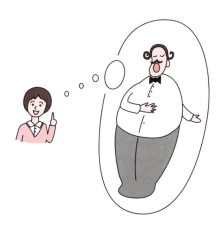

フィジカルアセスメントの基本　呼吸音の聴診

　さて，患者さんの呼吸音を聴診してみましょう．「バリバリ」「ヒューヒュー」…．あれ？　いつもと違う音が聴こえてくるなぁ．実は呼吸の音を聴くだけで，呼吸器系の病気を予測できるのです．本来聴こえるはずのない異常な呼吸音のことを**副雑音**（ラ音）といいます．

　気道の終着地点は肺胞でしたね．正常な肺胞はゴム風船のように弾力性があります．しかし，肺胞の弾力性がなくなると，硬くなったゴム風船を無理やり膨らまそうとしたときのように「バリバリ」という細かい音が聴こえてきます．これを**断続性副雑音**といいます．このように，肺胞を膨らまそうとしたときに異常音が聴こえると，間質性肺炎や肺線維症などが疑われます．その他にも，気管支喘

息では気道が狭くなっているため,空気が狭くなった通り道を通るときに「ヒューヒュー」という異常音が聴こえてきます.これを**連続性副雑音**といいます.

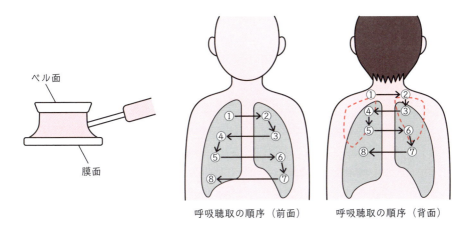

呼吸聴取の順序(前面)　　呼吸聴取の順序(背面)

異常呼吸音		音の聴こえ方(例)	代表的な疾患
連続性副雑音	高音性(笛声音)	ヒューヒュー	気管支喘息
	低音性(いびき音)	グーグー	肺炎,気道内異物,肺気腫
断続性副雑音	細かい(捻髪音)	バリバリ	間質性肺炎,肺線維症
	粗い(水泡音)	プツプツ	肺炎,肺水腫,気管支拡張症
胸膜摩擦音		ギューギュー	胸膜炎

さあ,次からは呼吸器に関する疾患のお話をしましょう.

喫煙が引き起こす悲劇

　以前,街を歩いていると,たばこを吸っている人をよく見かけたものでしたが,最近は少しずつ減ってきたように感じます.調べてみますと,日本の喫煙率は1997年度以降,少しずつ低下傾向を示し,2019年には男性27.1％,女性7.6％になっています(国民健康・栄養調査).しかし,他の先進国に比べると,日本の喫煙率は最高位です.たばこは「百害あって一利なし」といわれるぐらい,人体にさまざまな悪影響を引き起こします.

　日本人の死因の第1位はがんです.中でも肺がんはここ数年第1位です.そして,喫煙が肺がんの最大の原因とされています.また,長年の喫煙によって,自宅でも酸素を吸いながらでなければ生活できないという方が増えています.ですから,今後みなさんたちは禁煙指導をする場面がたくさんあると思います.

　禁煙を行うためには,喫煙者は真剣に禁煙しようと決意するための強い動機づけが必要になります.徐々にたばこの本数を減らすよりも,日にちを決めてきっぱりとやめるほうが成功率が高いのです.禁煙治療は,行動療法と薬物療法を組み合わせて行います.行動療法とは,禁煙を実行するために禁煙への動機づけを強化し,禁煙を行う勇気と決意を固めることです.禁煙すると,禁断症状からイライラ感や,集中力の低下などが生じます.このストレスが再喫煙の原因になるのです.行動療法のみでは禁煙の維持が難しい場合は,薬物療法も併用します.

　2006年4月以降,禁煙治療が保険適用となり,専門医療機関で医師の処方によるニコチンパッチやバレニクリンなどを保険を用いた治療として受けることができます.

　指導する人がたばこのにおいを発していると,やはり真剣に受け止めてもらうことは難しいと思いますので,まずは医療に携わる方々から禁煙を貫きましょう.

慢性閉塞性肺疾患（COPD）

　在宅酸素療法を受けている方の多くが閉塞性肺疾患です．この病気は喫煙との関連が大きいとされており，慢性気管支炎，慢性肺気腫による換気障害が特徴とされる疾患です．60歳以上の喫煙者に多く発症します．喫煙などの影響から，慢性的に，とくに末梢の気管支が炎症を起こし，ついには肺胞の壁が破壊されていくのです．

　肺胞のまわりを毛細血管が取り巻いていて，ここでガス交換をするのでしたね．正常なら，肺胞すべての表面積は合わせて約90m^{2}もあり，立派に人が住める広さです．しかし，慢性閉塞性肺疾患（Chronic Obstructive Pulmonary Disease：COPD）ではさまざまな原因でこの肺胞が破壊されてしまい，空気が入ってきても縮むことができなくなり，肺胞には吐き出せなかった残りの空気がたまります（これを**残気量**といいます）．

　健康な人でも肺胞はつねに膨らみを維持していますから残気量はありますが，それが大幅に増えてしまうのです．また，当然ガス交換の面積が減少して酸素不足を招くので，少しの動作で息苦しくなってしまいます．

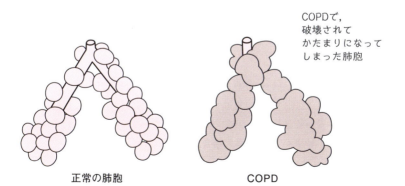

正常の肺胞　　　COPD

COPDで，破壊されてかたまりになってしまった肺胞

肺胞壁の破壊は慢性的に少しずつ進行しますから，年齢のせいで息切れすると思い込んで喫煙を続けていると，気づいたときには酸素療法なしでは生活できない状態になってしまうのです．このように破壊された肺胞はもとの元気な肺胞に復活することはなく，完治は望めません．
　肺でのガス交換がうまくいかなくなると，やがては肺循環の中心的な仕事をしている心臓にも被害が及び，**右心不全**を招くことになります．
　COPDはいかに禁煙し，進行を食い止めるかということに尽きるのです．

●

　ここで，COPDに特徴的な検査所見をみていくことにしましょう．
　まずは胸部X線における所見です．

胸部X線所見

①肺の過膨張
空気を吐き出すことができないので，空気が肺の中にたくさんたまります．その結果，肺は大きく膨張してしまいます．

②横隔膜の低位
肺が大きくなっているため，その分，横隔膜が下に押しやられます．

③肺のX線の透過性が亢進
空気にはX線を透過させる性質があり，X線フィルム上は黒く透けて見えるため，全体的に黒っぽい画像となります．

　次に，肺機能検査における所見です．

肺機能検査所見

1秒率の低下
最大吸気（努力して思い切り息を吸った量）から，最大努力で1秒間に呼出させた量（努力して思い切り息を吐いたときの1秒間に吐き出した量）を**1秒量**といい，1秒量が肺活量全体の何パーセントになっているかをみたものを**1秒率**といいます．1秒率が**70％未満**の場合，換気障害と診断されます．

みなさん，肺活量ということばを聞いたことがあると思います．肺活量とは，全肺気量から残気量を引いたもので，下の図のように表せます．肺気量は，年齢・性別・身長でだいたい予測されますが，その予測値に対する実際の値を％で表したものを**％肺活量**といいます．

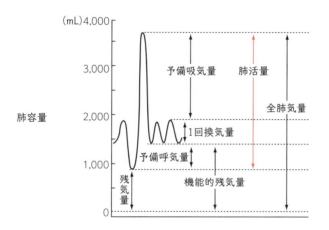

　この％肺活量と，先ほど紹介しました1秒率を組み合わせて，下のような図を描くことができます．この図は換気障害の分類とよばれるものです．

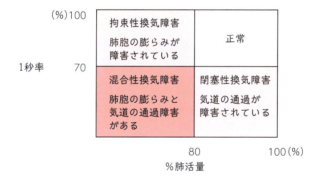

　また，日常の息苦しさをアセスメントする際には，次のヒュー・ジョーンズ分類という5段階で評価する方法がよく用いられます．

ヒュー・ジョーンズ分類
①第Ⅰ度 同年齢の健康な人と同様の仕事ができ，歩行・階段の昇り降りも健康な人と同じにできる． ②第Ⅱ度 平地では同年齢の健康な人と同様に歩行できるが，坂や階段は健康な人並みに上れない． ③第Ⅲ度 平地は健康な人並みに歩けないが，自分のペースでは1km（または1マイル）以上歩ける． ④第Ⅳ度 休み休みでなければ50mも歩けない． ⑤第Ⅴ度 話をしたり，着物を脱いだり，身の回りのことをしたりするにも息切れがし，静かにしていても息苦しい．横臥するとそれが強くなり，息切れのため外出できない．

ワンポイント講座　在宅酸素療法

　COPDに有効な治療法を行っても，低酸素血症または低酸素症が続く場合には，酸素療法を行わなければなりません．在宅酸素療法（Home Oxygen Therapy；HOT）は，生命予後を改善し，肺高血圧症と肺性心の発症や進行を予防します．適応条件は次のとおり．

- 少なくとも1カ月以上の経過観察を経て安定状態であること
- 高度の慢性呼吸不全（PaO_2 が55Torr(mmHg)以下，または60Torr(mmHg)以下で睡眠時または運動負荷時に著しい低酸素血症をきたして，医師が在宅酸素療法を必要であると認めたとき）など

また，次のことに注意する必要がある．

- 火気には十分注意し，2～3mは火気厳禁とする．
- 酸素量を自己判断で調節せず，医師の指示に従う（高濃度の酸素投与は，CO_2ナルコーシスを生じることがある）．

肺がん

依然として肺がんによる死亡率は高く，肺がん患者の80〜85%が喫煙者です．タバコを吸う人は，吸わない人より肺がんになる危険性が10〜20倍高いという報告もあるほどです．

肺がんは次のように分類されます．

分類　上皮性悪性腫瘍（いわゆる，がん）

①小細胞がん　　（男女ともに15〜20%）
②扁平上皮がん　（男：40%，女：15%）
③腺がん　　　　（男：40%，女：70%）
④大細胞がん

＊小細胞がん以外を非小細胞がんとして分類することもあります．

●

わが国で最も発生頻度の高いのが**腺がん**です．腺がんは，肺野型または末梢型といって，肺の奥のほうの気管支に発生するのが特徴です．肺の奥にあっても，X線にはよく映るので，比較的発見されやすいがんといえます．

一方，腺がんと違って，肺の入り口付近にできやすいのが**扁平上皮がん**で，中心型あるいは肺門型などとよばれています．このがんは，文字通り肺の入り口付近にできるため，X線を撮ると心臓に隠れて見えない場合があるので注意が必要です．ただし，肺がんの重要な症状の1つである痰の排出が初期からみられるので，喀痰検査（細胞診）による早期の発見・診断が可能です．

肺がんの中で一番たちの悪いのが**小細胞がん**です．とにかく進行が早く，早期のうちから転移を起こしやすいがんといえます．検査で見つかったときには，すでに身体の各臓器に転移していることが多いため，手術で病巣を摘出することは不可能になります．そのため，小細胞がんの治療は，もっぱら化学療法や放射線療法が中心となります．

次に，肺がんの検査について少しお話をしていきましょう．肺がんが疑われる場合，まず行われる検査には以下の4つがあります．

肺がんの検査

①胸部 X 線撮影
②胸部 CT 撮影
③喀痰細胞診
④気管支鏡検査

①と②のX線撮影，CT撮影については，おわかりのように，X線フィルムに映る異常陰影を精査し，肺がんの診断につなげていくものです．
③の喀痰細胞診は，患者さんから採取した喀痰中にがん細胞が含まれていないかどうかを，専門の医師や検査技師（細胞診スクリーナー）が顕微鏡を使って検査し，診断するものです．
そして，検査の判定結果は，パパニコロウのクラス5段階分類によって以下のように行われます．

パパニコロウのクラス5段階分類

クラスⅠ：異常なし
クラスⅡ：炎症等の変化を認めるが，がん細胞は認めない．
クラスⅢ：境界病変．がんを疑う細胞を認めるが判定できない．
クラスⅣ：がん細胞を認める．上皮内がんなど
クラスⅤ：がん細胞を認める．進行がんなど

また最近では，判定基準を「陰性」「疑陽性」「陽性」の3つに絞った「3段階分類」も採用されています．
④の気管支鏡検査は，文字どおり患者さんの気管支の奥深くに内視鏡を入れて，肺の中に異常がないかを調べる検査です．前述した①，②，③の検査に比べて，患者さんには非常な負担を強いる検査なので，看護師としては，とくに検査前，検査中，検査後の看護ケアが重要となります．看護師にとっ

ては，患者さんの緊張をいかに和らげて，安心して検査を受けてもらえるかが，ケアの中核になります．これは換言すれば，まさに看護師としての「腕の見せ所」ですね．苦痛の緩和にベストを尽くしましょう．

●

　では，簡単に気管支鏡検査のポイントを説明しておきます．
　検査当日は朝から禁飲食とします．検査では局部麻酔が用いられるので，検査後も麻酔が切れるまでは，誤嚥防止のため禁飲食とします．検査中，患者さんはもちろん声を出せないので，検査前に患者さんと意思の疎通が図れるように簡単な「合図」などを決めておくとよいでしょう．
　また，検査の際に肺の組織の一部を採取してくる「肺生検（バイオプシー）」を実施した場合には，組織採取部から出血し，これが原因で血痰が出ることがあります．患者さんを驚かさないためにも，このことはあらかじめ患者さんに伝えておきましょう．

それでは，ここで呼吸器系疾患の事例を紹介しましょう．
実習に行ったつもりでアセスメントしてみてください．

事例　長引く咳を気にしているAさんが受診に来ました…

　Aさんは50歳の男性です．奥さんと2人で暮らしています．会社では管理職に就いていて，部下を連れて外食する機会も多く，たばことお酒が大好きです．たばこは20歳の頃から1日に20本以上吸っており，禁煙する気はまったくありません．若い頃からスポーツが好きで体力には自信があるようです．仕事は忙しかったのですが，年に1度の結婚記念日には，ご夫婦2人で旅行に出かけるのが楽しみだと話されていました．1年ほど前の冬，微熱と全身倦怠感が続いたため，かかりつけの病院を受診し，胸部X線や血液検査を受けましたが，異常は見つからず，風邪と診断されたそうです．

　その後落ちついていたようですが，季節が変わり春になると，咳や痰が続くようになりました．徐々に食欲も減り，体重もかなり減ったそうです．しかし，仕事が忙しく病院を受診する暇もありませんでした．ある日，奥さんから「最近調子が良くないわね．風邪にしてはおかしいわ」と言われ，ようやく総合病院を受診することになりました．胸部X線で右肺に影があることがわかり，医師から3日間の検査入院をすすめられました．Aさんは「仕事が忙しくて，とても入院はできない」と主張しましたが，息苦しさや血痰がみられるようになっていたため，しぶしぶ入院することにしました．

　入院後は，胸部CTや気管支鏡検査，喀痰検査などが行われました．検査の結果，CEA陽性で扁平上皮がん（ステージⅢA期）と診断されました．医師から「Aさんの5年生存率は20％程度です．しかし，Aさんの場合は手術によって肺の一部

> **気管支鏡検査**
> 気管支鏡検査は，口や鼻から内視鏡を通して，肺の病気を診断するための検査です．

> **腫瘍マーカー**
> 血液検査の項目のひとつです．早期の診断には適しませんが，治療の効果や補助診断に使用します．肺がんのおもな腫瘍マーカーには，CEA，CA19-9などがあります．

> **ステージ分類**
> 肺がんの病期は，TNM分類を使用し評価します．T（原発腫瘍），N（リンパ節転移），M（遠隔転移）について評価し，病期を決定します．

を切除することで，病巣を取り除くことができます．また手術後は，化学療法と放射線療法を併用した治療を行うことで余命を延ばすことができます」と告知を受けました．Aさんは茫然とし，奥さんは手が震えていてショックの大きさがうかがえました．

その後，Aさんと奥さんは2人で話をされていました．奥さんから「来年も一緒に結婚記念日に旅行に行きたい」と言われ，Aさんはがんと向き合っていくことを決心しました．そして，かたくなに拒否していた禁煙も始めました．

・・・・・・・・・・・・・・・・・・・・・・・・・・・・・・・・・・・・・・

手術は予定どおり行われ，化学療法と放射線療法が開始されました．化学療法の副作用は思った以上に過酷でした．毎日嘔吐を繰り返し，食事も十分にとることができず体重も減っていきました．Aさんは奥さんと二人三脚で治療に立ち向かいました．Aさんは告知後，「自分ががんになるなんて思わなかったよ．もっと健康に気をつけていたらよかった」と話していました．

あれから6年が経ちました．Aさんと奥さんは，今年も結婚記念日の旅行を楽しまれたそうです．

・・・・・・・・・・・・・・・・・・・・・・・・・・・・・・・・・・・・・・

肺がんの原因として喫煙があげられます．喫煙というと男性に多いイメージですが，近年は若い女性の喫煙率が上昇していて，近い将来，女性の肺がんが増加してくるだろうと予測されています．肺がんのリスクを予測する方法として喫煙指数（ブリンクマン指数）があります．「1日の喫煙本数×喫煙年数」が400以上で肺がん危険群，600以上で肺がん高度危険群といわれています．喫煙は肺がんのリスクになるばかりでなく，COPDなどの重篤な病気の原因ともなります．喫煙が人体に及ぼす影響は計り知れないですね．

国試過去問

次の文を読み [問題1] [問題2] [問題3] に答えよ．【第100回】

Aさん（65歳，男性）は，右下葉の肺がん（lung cancer, T3N2M0）と診断され，抗がん化学療法（シスプラチン＋エトポシド）1クール4日間を4クール行うことになった．入院時のAさんは，体温36.2℃，呼吸数18/分，脈拍72/分，血圧124/74mmHgであった．経皮的動脈血酸素飽和度（SpO_2）は98％で，咳嗽が時々みられるが，痰の喀出はなく，胸部の聴診にて副雑音はない．Aさんの血液検査の結果は，白血球5,600/μL，アルブミン3.7g/dL，CRP0.3mg/dLであった．Aさんは20歳の頃から毎日20本のたばこを吸っていたが，60歳の時に禁煙した．

[問題1]
Aさんの入院時の状態で正しいのはどれか．

1. 喫煙指数（ブリンクマン指数）は60である．
2. 肺炎（pneumonia）の徴候がみられる．
3. 低栄養の可能性がある．
4. リンパ節転移がある．

[問題2]
抗がん化学療法が開始されて2日が経過した．Aさんは悪心・嘔吐，下痢が出現し，食事はほとんどとれていない．Aさんへの看護師の対応で適切なのはどれか．

1. 吐き気があるのは薬が効いている証拠だと話す．
2. 無理して食べなくてもよいと話す．
3. 嘔吐後の口腔ケアは控える．
4. 経管栄養を検討する．

[問題3]
　抗がん化学療法が開始されて5日が経過した．Aさんの血液検査の結果は，白血球2,100/μL（好中球50%）である．看護師が行うAさんへの感染予防の対策で適切なのはどれか．

1. 加熱食に変更する．
2. マスクの着用を促す．
3. 面会者の入室を禁止する．
4. クリーンルームに入室とする．

TNM分類

原発腫瘍	T0	腫瘍なし（塊を作っていない）
（T：tumor＝腫瘍）	T1〜T4	がんの大きさ，浸潤の程度により，各臓器別に分類
リンパ節転移	N0	リンパ節転移なし
（N：lymph nodes＝リンパ節）	N1〜N3	リンパ節転移の程度により，各臓器別に分類
遠隔転移	M0	遠隔転移なし
（M：metastasis＝転移）	M1	遠隔転移あり

ワンポイント講座　がんの進行度とTNM分類

がんの進行度は，がんがどれくらいの大きさになっているか，周辺のリンパ節にどれほど転移しているか，遠隔臓器への転移はあるかの3つの要素で決められる．これは，TNM分類といって，国際的な規約として使われており，がんが発生した臓器によってさらに細かく分けられている．

※解答はp52を参照

解答

p50 の解答と解説

[問題 1]　正解：4
1. ×　喫煙指数は 20 本×40 年（20 歳〜60 歳）＝800 である．
2. ×　呼吸数 18 回/分，SpO_2 98％，痰の喀出はなく，胸部の聴診にて副雑音もないため，肺炎の徴候はない．
3. ×　アルブミンは 3.7g/dL であり，正常値の 4g/dL に近い．
4. ○　右下葉の肺がん（T3N2M0）とあることから，TNM 分類（ワンポイント講座を参照）によりリンパ節転移があることがわかる．

[問題 2]　正解：2
1. ×　悪心・嘔吐は抗がん化学療法の有害反応であり，効いている証拠ではない．
2. ○　食事はとれるときに，とれるだけとればよく，無理をさせない．
3. ×　嘔吐後の口腔ケアによって，少しでも爽快感を与えるようにする．
4. ×　悪心・嘔吐，下痢があるときには，消化管内に流動食を入れてはいけない．輸液などを検討する．

[問題 3]　正解：2
1. ×　加熱食はクリーンルームでの生活時に必要となる．個室や総室では，食事を加熱しても雑菌が混入するため無意味である．
2. ○　白血球数の減少により易感染状態にあるため，マスクを着用する．
3. ×　マスクの着用や手洗いで対処し，面会謝絶までは必要がない．
4. ×　白血球数 2,100/μL であるから，クリーンルームまでは必要がない．

第3章

消化器系

第3章 消化器系

みなさん，ちくわはお好きですか？　そうです，磯辺揚げやおでん，あるいはキュウリを入れてサラダにする，あのちくわです．そこで質問です．ちくわに空いている穴，空洞部分はちくわの中なのでしょうか？　外なのでしょうか？
　ちくわの先端からキュウリやチーズを入れても，そのまま外まで押し出すことができますね．つまり，外と通じているのでちくわの空洞は…？　外なのです！

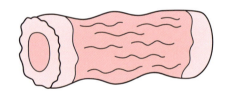

　実は，私たちが食べたものが通る道は，ちくわの空洞と同じで，口から肛門まで外とつながっているので外部と考えられます．ですから，消化器は外分泌臓器（p98を参照）とよばれています．一見複雑そうに入りくんで見える臓器も，外に取り出して伸ばしてみれば，とても長い1本の管になります．そして，「消化をするための管」なので**消化管**といいます．消化管は口から入って肛門から出て行くまでの通り道です．

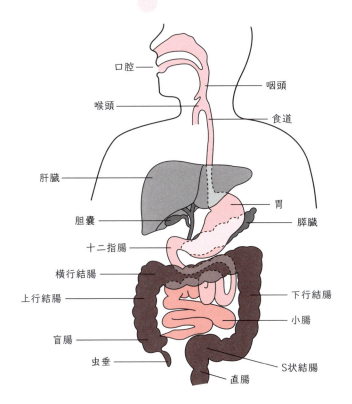

生きるために食べる

　私たちが生きていくためには，栄養を摂取してエネルギーに変えることが必要です．自動車を走らせるために「ガソリン」という燃料を補給して，燃焼させることと同じでしたね．ただ，ここには大きな違いもあるんですよ．それはね…，ガソリンはすぐ燃える状態で給油するでしょう．でも，私たちが食べるさまざまな食品は，消化をしてからでなければ燃やすことはできないということ．さらに，車はエンジンの内部でガソリンを燃焼していますが，私たちの身体はどこか1カ所で燃やしているのではなく，車でいうならタイヤでも，ボディでも，ワイパーでも，全身のあらゆる細胞で栄養を燃やしています．ですから，全身の各細胞まで栄養を運ぶことが必要になってきます．

　そして，各細胞に栄養を運んでくれるのは血液です．なので，食べたものがそのまま血管に入って，血液が細胞に運べれば何も問題はないのですが，食品のほ

とんどは，ひと手間もふた手間もかけなければ血液中に入ることができません．つまり，大きな固形物状態の食品を噛み砕いて小さくし，さらに**酵素**のパワーで化学的に分解する必要があるわけです．

このように，食べたものを血液中に吸収できるところまで小さくしていく分解作業のことを**消化活動**とよんでいます．ここではとくに生きるために欠かせない**三大栄養素**（タンパク質・炭水化物・脂質）の分解を中心にお話しします．

> それでは入り口から順番にみていきましょう．

口　腔

みなさんは，甘いくだものと酸っぱいくだものでは，どちらがお好きですか？

こんなふうに私たちはさまざまな味の感覚（＝味覚）を楽しむことができます．これは**味蕾**とよばれる「味を感じ取るためのセンサー」が働いているからなんです．味蕾は口腔内のいたる所に分布していますが，そのほとんどは舌の表面に集中しています．舌は食べ物を喉のほうへ送り込むという重要な働きをしていますが，味蕾による味覚受容器としての働きももっているのです．

ところで味覚は，その種類によって年齢とともに感覚の低下が忍び寄ってきます．とくに塩分や苦みの味覚は低下しやすい感覚のひとつです．私は子どもの頃，山菜を美味しいと感じたことはありませんでした．また，ビールも苦くてまずいと思っていました．しかし大人になるにつれ，山菜やビールが美味しいと感じるようになり，「大人の味がわかるようになった」などと偉そうに思っていたら，何ということはありません．ただ，苦みの味覚が鈍くなっただけのことなのです．それに反し，甘味や酸味は低下しにくいといわれていますので，塩分を摂りすぎないためには，酸味をうまく使うとよいですよ．

さて，食べるということは，口に入れたものを歯で噛み砕くという作業から始まります．これは**物理的消化活動**のひとつであり，**咀嚼**といいます．歯がなかったり，噛む力が弱かったりすると，すでにここでつまずいてしまいます．さらに噛むことで**唾液**が分泌されますが，この唾液の中には**炭水化物の分解酵素**が入っています．噛みながら，唾液と混ぜながら，食べ物をより小さくしていくのです．そして，適当なところで舌を使って咽頭のほうへ送り込んでいきます．ごっくん

と飲み込むことを嚥下（えんげ）といいます．ここまでの一連の動きは意識的に行うことができます．意識的に行える動きを随意運動（ずいいうんどう）といいます．

口から咽頭部に移動した食べ物（食塊）は，今度は無意識のうちに食道へと運ばれます．意識とは関係なく動くので**不随意運動**といいます．これが2番目の嚥下です．実は，吸い込んだ空気も一緒に咽頭に送り込まれますので，咽頭は消化器でもあり，呼吸器でもあります．次に，食べ物は咽頭から食道に，空気は咽頭から喉頭を経て気道にと，完全に分離して通過していきます．べつに食道に空気が入ってもゲップが出たり，おならが増えたりする程度でそう困ることはないのですが，逆に気道のほうに空気以外のものが入り込むとやっかいです．皆さんもきっとむせ込んだ経験があると思います．このむせ込む原因は**咳嗽反射**（がいそうはんしゃ）といって，空気以外のものを気道に通すまいとして，排除しようとする反射なのです．この反射のおかげで，誤って気道に食べ物や飲み物が入ることを防いでくれているのです．ところで，ゴクンと嚥下したときに，せまい喉の中ですべての食べ物が食道に流れ込んで，気道にはまったく入らずにすむというのは，一体どのような仕組みなのでしょうか．

実は，喉頭には**喉頭蓋**（こうとうがい）という蓋（ふた）がついていて，嚥下の際にはこの蓋がしっかり閉じます．水一滴もこぼさない密閉容器の蓋といった感じです．この蓋が瞬時に閉まるのですからスゴイ！　のひと言です．それによって食塊はすべて食道へと運ばれる仕組みができあがっているのです．しかし，この蓋の性能や，入りそうになった際の咳嗽反射などは，悲しいかな，みな年齢とともに低下してしまうんです．そのために食塊が気道に入ってしまうことがあり，これを**誤嚥**（ごえん）とよんでいます．年をとると，誤嚥による肺炎が起こりやすいということを知っておいてください．麻痺がある方も要注意です．

さて，気道に入ることなく，スムーズに流れてきた食塊は，**食道**へと運ばれていきます．

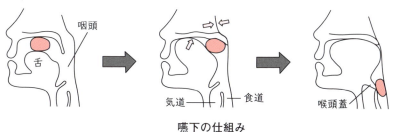

嚥下の仕組み

食　道

　食塊が食道内に入ると，食道は収縮と弛緩を繰り返す**蠕動運動**によって食塊を確実に胃に運びます．ですから，逆立ちをしてジュースを飲んでも，ちゃんとジュースは胃に運ばれるはずです．食道からは酵素は分泌されません．胃に運ぶことが食道の使命なのです．

胃

　さて，食道から胃に運ばれてきた食塊は，いよいよ胃袋の中に送り込まれます．「胃」というと，私たちにとっては一番馴染み深い臓器であり，また一番消化という言葉をイメージしやすい臓器かもしれません．胃は別名胃袋といわれるように，その形状は，まさにふっくらと膨らんだ袋状です．下の図を見ながら胃の名称を確認しておきましょう．

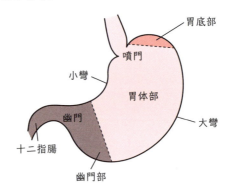

　まず，食道から続く胃の入口の部分が**噴門**，十二指腸に続く出口の部分が**幽門**です．さらに，噴門の左上に突出した部分を**胃底部**といい，幽門の手前の管状の部分を**幽門部**，そしてこの両者に挟まれた胃の大部分を**胃体部**とよんでいます．胃の形をアルファベットの「J」の文字に例えてみると，その彎曲の外側を**大彎**，内側を**小彎**といいます．ちなみに，幽門部の小彎側を**幽門前庭部**とよぶことがあり，この部分は**胃がんの好発部位**として非常に有名ですので，ぜひ覚えておきましょう．

ワンポイント講座　ちょっと一息

「幽門」のことを英語でPylorus（ピロルス）といいます．これってどこかで聞いたことないですか？　そう「ピロリ菌（ヘリコバクターピロリ）」．これはちょうど幽門部，つまりPylorusで発見されたからこの名前がついたそうです．「ピロリ菌」はちょっとカワイイ名前ですが，実は潰瘍や胃がんの原因になっている怖い菌なのです．

さて，胃はおもにタンパク質の分解をしています．タンパク質の代表は「肉」ですね．たとえば，ステーキを食べたとき，一生懸命，歯で咀嚼して飲み込んでも，それだけでは形を小さくしただけで，血液には吸収されずに長い消化器を通過して，排便として身体の外に捨てられてしまいます．たとえミキサーにかけてから飲み込んでも同じことです．では，どうすればステーキを食べてタンパク質という栄養素を，血管の中に取り込むことができるでしょうか？

タンパク質はアミノ酸という形まで分解されないと血管に入ることはできません．そこでアミノ酸まで分解するわけです．この過程が消化でしたね．ここで起こる消化は，後述する**消化酵素**によって行われる消化なので，とくに**化学的消化**とよばれます．それでは，胃は具体的にどんなことをしているのでしょうか．胃には3カ所（胃底腺，噴門腺，幽門腺）に胃液を分泌する細胞があり，とくに胃底腺にある主細胞から分泌される消化酵素によってタンパク質を化学分解します．

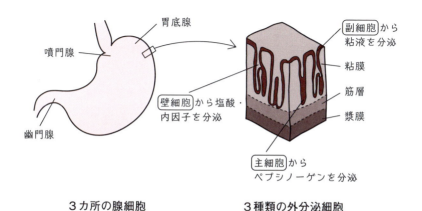

3カ所の腺細胞　　　　3種類の外分泌細胞

それから胃に入ってきた食べ物をお粥のように（粥状）にドロドロ状態になるまで混ぜて，腸へ送り出す物理的消化をしています．

ところで，私たちの身体は何でできていましたっけ？　そう，タンパク質でしたね．牛肉や豚肉を食べてタンパク質を得て，アミノ酸まで消化して吸収し，吸収したアミノ酸を，DNAの遺伝情報に基づいて必要なタンパク質にあらためて作り変えているのです．タンパク質はふつう食事で摂取しています．ステーキを食べて消化・吸収し，それをもとにして新しい自分の細胞をつくっているので，牛肉も私の肉もそれほど大きな違いはないのです．ということは，消化酵素の働きでステーキが分解できるなら，私の胃も分解されてしまうということになります．食べたものは分解してほしいけれど，胃壁が分解されては困ります．では，いったいどうすれば胃壁が消化されずに，食べ物だけを分解することができるのでしょうか？

実はそこには大きな工夫があるのです．下の絵を見てください．コップは燃やさずに紙コップの中の紙だけを燃やしたいという場面を考えましょう．…まず，1つめの工夫として，紙コップが燃えないようにアルミホイルなどを貼っておきます．2つめの工夫として，火をつけずにマッチ棒を入れます．そして，紙コップがアルミホイルで覆われていることを確認してから，紙コップの中で火をつけます．こうすれば，紙だけを燃やすことができるというわけです．

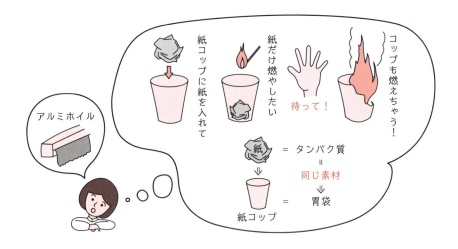

それでは，これを実際の身体の仕組みに戻って整理してみましょう．

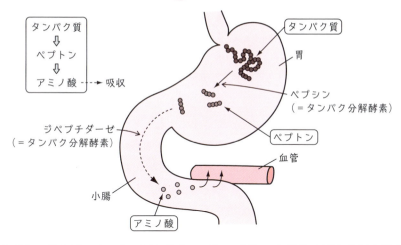

　まず食べ物が胃に入ると，**副細胞**とよばれる細胞から胃壁を覆う役目を担う**粘液**が出ます．つまり，この粘液がアルミホイルの役目です．胃内のタンパク分解酵素は**ペプシン**という物質ですが，このペプシンを分泌するとなると，その段階で胃壁自身を溶かしてしまうことになります．そこでペプシンのまま分泌することはせず，タンパク分解酵素の一歩手前の形の**ペプシノーゲン**という不活型で分泌されます．ペプシノーゲンがマッチ棒です．そこに火付け役となる**塩酸**が分泌されて，ペプシノーゲンをペプシン（活性型）に変え，火が付くというわけです．ペプシンは，タンパク質を**ペプトン**という形に分解します．ペプトンとなって小腸に運ばれるとアミノ酸に分解されていきます．

　ちなみに，塩酸は強酸性物質です．ですから，胃液のことを胃酸とよぶことがあるのですね．塩酸は「**ヒスタミン**」「**アセチルコリン**」「**ガストリン**」という3つの刺激物質の働きによって，胃の粘膜（胃底腺）にある**壁細胞**とよばれる細胞から分泌されます．壁細胞には，これら3つの刺激物質をキャッチする受容体があり，それぞれの刺激物質が受容体に結合することで塩酸の分泌が起こります．食べ物を見たり，においを嗅いだり，味わったりすると，**副交感神経**（p87を参照）から「アセチルコリン」という伝達物質が分泌され，食べ物が胃の中に入ると，「ガストリン」というホルモンが分泌されます．このアセチルコリンとガストリンが「ヒスタミン」の分泌を促します．これら3つの刺激物質の働きによって胃酸の分泌が活発になるのですが，この中でとくに重要な役割を果たしているのがヒスタミンであるといわれています．

通常私たちの身体では，胃酸が強まると，小腸から**セクレチン**というホルモンが分泌されて胃酸の分泌を抑えています．でも，火の勢いが強すぎたり，アルミホイルに穴が空いていたら，胃壁が燃えてしまいます．これが「消化性潰瘍」ですね．ひどい状態になると紙コップ（胃壁）に穴が空きます（胃穿孔）．消化性潰瘍に対しては胃酸の分泌を抑える必要性がありますが，ヒスタミンの働きを邪魔すれば胃酸の分泌を抑えることができますよね．ヒスタミンの塩酸分泌作用を抑える薬が H_2 ブロッカーです．ヒスタミンは壁細胞のヒスタミン H_2 受容体に結合して胃酸の分泌を促進しますが，H_2 ブロッカーはヒスタミンよりも先に H_2 受容体に結合し，ヒスタミンと H_2 受容体との結合をブロックすることで，胃酸の分泌を抑えるのです．自動販売機をイメージしてみてください．欲しいものを選んでボタンを押すとその商品が出てきますね．実は胃の細胞もこれと同じで，「ヒスタミン」というボタンを押すと「塩酸」という物質が出てくるのです．そこで，あらかじめ「ヒスタミン」のボタンにカバーをかぶせておいて，ボタンを押せない状態にしておく．これが H_2 ブロッカーです．

小　腸

　胃の中に運ばれた食塊は，塩酸やペプシンの作用によって，ほどよく消化されたものの，完全に消化されたわけではありません．そこで，いよいよ小腸では血液中に栄養素を吸収するための最終消化が行われます．まさに，消化の「総仕上げ」を担当するのが小腸の役割といえるでしょう．小腸での消化は，**膵臓**や**肝臓**との協働によって行われます．意外に思われるかもしれませんが，実は，小腸自身が分泌する消化液はわずかで，膵臓から小腸内に分泌される**膵液**の助けによるものが大きいのです．膵液の助けを借りることで，小腸は栄養分の吸収に徹することができるのです．どこでも助け合いは大事です．

　さて，皆さんは，今日のお昼のランチは何を召し上がりましたか？　ちなみに，今日の私のランチメニューは「オムライス」でした．ここでは，私の身体の中に入ったこのオムライスを例にとって，その消化の過程を少し詳しく，具体的にみていくことにしましょう．

　オムライスは，卵とチキンライス（ご飯，鶏肉，ケチャップ，サラダオイルなど）が絶妙のバランスで組み合わさった，とても栄養価の高いメニューです．こ

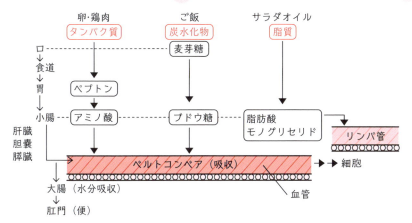

のオムライスには，それだけで私たちにとって必要な３大栄養素がすべて含まれています．例えば，ご飯には**炭水化物**，鶏肉には**タンパク質**，サラダオイルには**脂質**という具合ですね．では，これが身体の中に入るとどんなふうに消化・分解されていくのでしょう．

　いま，仮に私たちの身体を１つの「工場」に例えてみます．まず工場の各部門の中で解体作業が始まります．

　鶏肉や卵の中のタンパク質は，第一段階として「胃部門」に運ばれ，ここでタンパク質より小さなペプトンになります．また，ご飯の中に含まれる炭水化物（でんぷん）は，おもに第一段階として「口腔部門」に運ばれ，より小さな**麦芽糖**や**デキストリン**になります．一方，サラダオイルの中の脂肪は，おもに第一段階として小腸の「十二指腸部門」に運ばれ，ここで胆汁の助けを借りて，消化されやすい**ミセル**という形になります．

　こうして分解されたこれらの物質は，さらに次の第二段階として，いっせいに小腸の「空腸部門」や「回腸部門」等に運ばれていき，さらなる消化を受けてタンパク質は**アミノ酸**に，炭水化物は**ブドウ糖**に，脂肪は**脂肪酸**と**モノグリセリド**へと変身していきます．そして，いよいよ総仕上げの最終工程として，これらの産物を小腸のベルトコンベア（血管やリンパ管）に乗せれば，目的の細胞まで届けることができるわけです．

　このように必要な栄養素を血中に取り込んだ残りの食物繊維やその残渣は，大腸に運ばれます．大腸でさらに水分が吸収されて便となり，肛門から体外に排出されます．

肝　臓

　さて，食べ物は通過しませんが，消化器に欠かせない臓器の1つが肝臓です．それでは肝臓の外観と構造についてお話ししましょう．

　「人体最大の臓器」ということで，肝臓はとにかく大きくて目立つ存在です．大きさだけではなく，その働きも膨大です．身体の中の化学反応のほとんどが肝臓で起こっているといっても過言ではありません．

　ここで，肝臓の代表的な働きをいくつか書き出してみましょう．

①尿素の合成
②解毒作用
③胆汁の生成・分泌
④物質の貯蔵
⑤物質の合成・分解（代謝）

　これまでお話ししてきましたように，おもに小腸による消化・吸収が行われた結果，血液中に吸収された栄養素がベルトコンベアで運ばれていきます．もちろん，行き先は次の工程段階で働く個々の「細胞」たちです．このベルトコンベアは，肝臓につながっているため，栄養素のほとんどは肝臓の細胞まで運ばれていきます．このとき，肝臓と小腸をつなぐ大きなベルトコンベアの役割をしているのが門脈（もんみゃく）とよばれる太い血管です．肝臓の下のほぼ中央に肝門という大きな穴があって，ここから門脈が肝臓の中に入っていきます．つまり門脈は小腸で吸収したものを肝臓に運び，物質の合成や貯蔵，解毒など，たくさんの仕事をしてもらうための「仕事の材料」を運ぶ静脈なのです．

　肝臓の代表的な機能の1つに「**胆汁の生成**（たんじゅう）」があります．ところで胆汁って何からできているのでしょうか？　胆汁のおもな材料は，コレステロール，そして血液の色の素である**ビリルビン**です．ビリルビンは，血液色素ヘモグロビンの分解産物です．肝臓の胆汁生成は脂肪と血液色素の分解産物から行われると聞くと，何だか廃品利用みたいで，肝臓って今流行の「エコ」だなぁって感じませんか？

　これらが肝臓で「胆汁」として生成され，胆嚢（たんのう）を経由して胆道という道を通り，十二指腸に分泌されます．胆汁の役割は，**乳化**（にゅうか）といって腸における脂肪の分解を

助ける働きをすることです.

　脂肪の残りカスで脂肪の分解を助けるという点に違和感がある方は,「石けん」を思い出してみてください.石けんの主原料は石油などの「油」です.この油の塊が実は皮膚についた余計な油分を落としてくれているのですね.胆汁の乳化作用もこの石けんの働きに似ています.

　赤血球が分解された直後のビリルビンは**間接ビリルビン**といって,分子サイズが大きく水となじまないため,胆汁中にも尿中にも分泌されないのですが,肝臓で「抱合(ほうごう)」という作用を受けると**直接(抱合型)ビリルビン**となり,水となじみやすくなるため胆汁中にも尿中にも分泌されます.この直接ビリルビンは胆汁として腸に分泌された後,形を変えながら便を茶褐色に着色していきます.つまり,血液も胆汁も便もあの独特な色のもとはビリルビンであるといえます.また,排泄された胆汁の色素の一部は,**腸肝循環(ちょうかんじゅんかん)**によって腸で吸収されて再び肝臓に戻りリサイクルされます.肝臓って人にやさしい臓器ですよね.

膵　臓

　膵臓の大事な働きの1つは,消化酵素による「食物の消化」です.
　膵臓の中をよく観察してみると,細い管が幾重にも枝分かれしているのがわかります.これらの管(**導管**)の末端部をみると丸く膨らんだ部分(**腺房(せんぼう)**)がありますが,膵臓から分泌される消化酵素は腺房で作られています.ひと口に消化酵素といってもさまざまなものがあります.タンパク質を分解するキモトリプシノゲンやトリプシノゲン,脂肪を分解するリパーゼ,炭水化物を分解するアミラーゼ等,膵臓は多種多様な消化酵素を作り出す一大生産工場といえるでしょう.

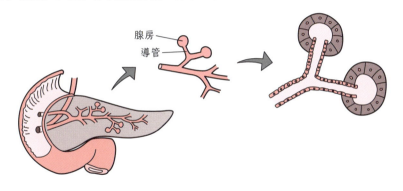

膵臓で作られたこれらの消化酵素は，小腸（十二指腸）に食物が送られてくると，腺房から分泌されて主膵管を通り，ファーター乳頭部という出口から小腸内に送り出されます．

　消化酵素を作り出す腺房の構造をもう少し詳しく説明しますと，腺房は腺房細胞と腺房中心細胞という２種類の細胞でできていて，この２種類の細胞と導管に存在する導管細胞が小腸と密接に関わっています．次ページの図を見てください．運ばれてきた食塊が小腸壁に触れると，その刺激は小腸のＳ細胞とＩ細胞に伝わり，Ｓ細胞からはセクレチン，Ｉ細胞からはコレシストキニン（CCK）という消化管ホルモンが分泌されます．

　このうちセクレチンのほうは，膵臓の腺房中心細胞と導管細胞に作用してアルカリ性の水分をたくさん分泌させます．一方，コレシストキニンのほうは腺房細胞に作用して消化酵素をたくさん分泌させます．したがって，膵臓の腺房部，導管部から分泌されてくる消化液（＝膵液）は，いわば「消化酵素に富んだアルカリ性溶液」ということになります．

　さて，ここでみなさんはアルカリ性という言葉が気になりますよね．実は，腺房細胞から分泌される消化酵素は，アミラーゼにしても，リパーゼにしても，すべてアルカリ性でなければ働かないという特性をもっています．また，胃液は胃酸というくらい強烈な酸性物質ですから，そのまま小腸に流れると間違いなく粘膜はただれてしまいます．そこでアルカリ性の膵液が小腸に分泌されることで強烈な酸が中和されて粘膜を守っているのです．膵液がアルカリ性であることには，大きな理由があるのですね．

　いかがですか．身体の中で起こる現象はすべて理にかなっていることがわかると思います．それから，セクレチンのもう１つ重要な働きとして，胃から分泌される塩酸を抑制する作用があります．これもぜひ覚えておきましょう．

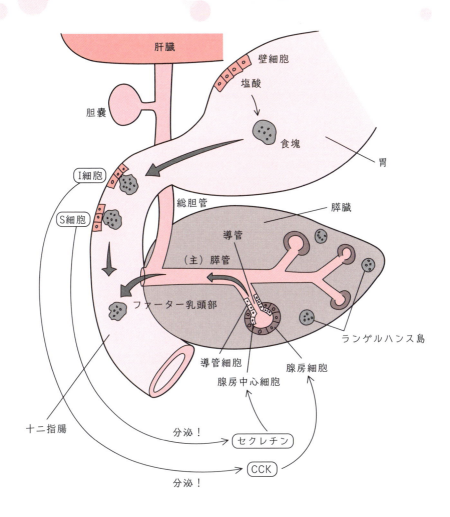

さあ，次からは消化器系に関する疾患のお話をしましょう．

C型肝炎

1980年代,当時の臨床の現場ではよくこんな言葉が飛び交っていました.
「ノンAノンB(非A非B肝炎)…」

明らかに肝炎の症状なのに,A型およびB型肝炎の検査をしても陰性になってしまう症例があり,多くの医療機関で問題となっていました.

その後,1988年になって新たな肝炎ウイルス(HCV)が発見されました.以後,このA型でもB型でもない肝炎のことをC型肝炎とよぶようになったのです.C型肝炎というと,最近はテレビや新聞で取り上げられる機会が多くなりましたが,その背景には,ここ数年の間にC型肝炎の患者さんの著しい増加があるからです.

わが国のC型肝炎の患者さんは,肝炎症状のない無症候性キャリアも含めると100～150万人いると推測され,肝硬変や肝細胞がんに移行し,命を落とす方も増えてきました.

HCVの感染経路としては,以前は輸血によるものがほとんどでしたが,最近は血液製剤の投与,長期の血液透析,薬物濫用者(注射針の回し打ち),入れ墨などによる感染が問題となってきています.HCV(C型肝炎ウイルス)って相当の悪者だなと思います.しかし,意外にもHCVは肝細胞を破壊することはないのです.

●

では,なぜ肝炎が起こるのでしょうか? それは,身体の免疫反応が起こってしまうためです(免疫反応について詳しくは第7章でお話しします).ヒトの肝細胞に侵入したHCVは体内で増殖はするものの,細胞内ではおとなしくしています.しかし,もちろんヒトの身体にとって異物であるため,免疫系はこれを見逃すわけにはいかず,攻撃を開始します.ところが,HCVは細胞の奥のほうに潜んでいるので,免疫細胞はウイルスだけを攻撃することができません.そこで,苦肉の手段として,免疫系は肝細胞ごとHCVを排除しようとし,ここで肝細胞に対する攻撃が始まります.この結果,肝細胞が破壊され肝炎が発症するというわけです.みなさんが生化学の授業で勉強したように,肝細胞には代謝活動に関わるさまざまな酵素が多量に含まれ

ていますから，もし肝細胞が破壊されれば，これらの酵素が大量に血液に流れ出し，その結果，血液中の酵素の数値が著しく上昇することになります．肝臓が悪くなると，よく「GOT（AST）」や「GPT（ALT）」の数値が高くなる，ということを聞いたことがありますか？　実は，このASTとALTも代表的な肝臓の代謝系酵素です．細胞が破壊されることによって血液中に増加する酵素のことを「逸脱酵素」といいますが，この「逸脱酵素」の数値を調べることで，どのくらい肝細胞にダメージが起こっているのかを逆に推測することができます．「肝細胞のダメージ度」をチェックする逸脱酵素には，他にもLDH，γ-GTPなどがありますのでぜひ覚えておきましょう．

●

　ところで，C型肝炎ウイルスに感染していることを証明するにはどのような検査をしたらよいと思いますか．先にお話したASTやALTの数値を調べることも，1つの手がかりにはなりますね．しかし，これらの逸脱酵素はC型肝炎以外の病気でも容易に増加するので，ASTとALTの値を調べるだけでは必ずしもC型肝炎の診断にはつながりません．そこで，C型肝炎の確定診断に威力を発揮するのが，HCV抗体検査と直接ウイルスの遺伝子を調べるPCR法です．

　ウイルスの大きさは55～65nm（ナノメートル）（1nmは1mmの100万分）で，想像つかないほど小さな微生物です．ウイルスの中心部には自分の子孫を増やすための遺伝子が組み込まれています．体内にC型肝炎ウイルスが侵入すると抗体が作られます．これがHCV抗体です．HCV抗体はもちろんC型肝炎ウイルスに感染したときに産生されますので，「HCV抗体陽性」であることは，すなわち「C型肝炎ウイルスの感染」を裏づける決定的な根拠になるわけです．ただし，ここで注意したいのは，これらの抗体は，感染直後から陽性になるわけではないということです．実は，抗体が産生されるのは，感染後しばらく経ってからなので，抗体がまだ産生される前に検査すると，ウイルスに感染していても，「抗体検査は陰性」という結果（ウインドウ・ピリオド）になってしまいます．

　また，逆にC型肝炎が治癒しても，産生された抗体が消失せず，持続して陽性になることがあります．このように，抗体検査にはいくつかの弱点が

ありますので,実際の臨床の場では,もう1つ,ウイルスの量(遺伝子)を直接測定するPCR法を行うのが通例となっています.この方法は,ウイルスが肝臓の中にいるかいないかを直接調べるわけですから,この方法で陽性になれば,確実に「C型肝炎ウイルスに感染している」と言い切ることができるわけです.

 ワンポイント講座 **抗体検査とPCR法**

抗体検査とPCR法を組み合わせると,いくつかの情報を読み取ることができます.

①抗体検査(+)・PCR検査(+)
　どちらの検査でも陽性ですから,C型肝炎の存在をほぼ確定することができます.
②抗体検査(+)・PCR検査(-)
　抗体が陽性であっても,ウイルスがいないので事実上治癒しているということになります.この場合は,C型肝炎が治っても抗体が消失せず持続しているケースです.
③抗体検査(-)・PCR検査(+)
　PCR検査が陽性ですからウイルスがいます.しかし,抗体がまだ陰性ということは抗体ができる前の初期感染であることが考えられます.
④抗体検査(-)・PCR検査(-)
　両検査とも陰性ですから,感染していないか完全治癒のどちらかが考えられます.

いかがですか? 臨床検査のデータが正確に読み取れれば,その病態に関する状況を判断することができますね.

肝硬変

　最近,「コラーゲン」という言葉をよく耳にしますよね．お肌に良さそうな,化粧品の中に含まれているアレです．実は,このコラーゲン,身体の至る所にあるのです．とくに血管や関節にとって重要な成分でもあります．ところが,肝臓が悪くなると,このコラーゲンが肝臓の中にもたくさん増えてきて,いつのまにか肝臓が硬くなってしまいます．これが文字どおり肝臓が硬くなる病気「肝硬変」です．

　肝硬変の原因はさまざまですが,日本人の肝硬変の原因の80%は肝炎ウイルスによるものです．とくに,C型肝炎ウイルスによるものが全体の60%を占めています．肝硬変になると,細胞のほとんどが破壊されるだけでなく,周囲の毛細血管や毛細胆管も破壊されてしまいます．そのため,肝硬変に決まって現れる症状が血液や胆汁の**うっ滞**です．うっ滞とは,車の渋滞のように流れが悪い様子をいいます．つまり,血液や胆汁が肝臓の中をスムーズに流れなくなるわけです．ここで,肝硬変になると現れる代表的な症状をあげていきましょう．

　まず,血液がうっ滞することによって出現する代表的な症状が**門脈圧亢進症**です．小腸のベルトコンベア（門脈）でせっかく運ばれてきた血液が肝臓のうっ滞によって中に入れないため,門脈付近で渋滞が発生します．そのため,この部分の血圧が上昇してさまざまな症状を引き起こすのが門脈圧亢進症です．この状態が長く続いていると,今度はいよいよ行き場所を失った門脈血が逆流してきます．次ページの図を見てください．門脈はいろいろな臓器とつながっています．ですから,もし逆流が起こると,これらの臓器に大量の血液が流入します．

　たとえば,食道静脈に逆流が起こると,食道静脈が大量の血液で膨らんで**食道静脈瘤**が起こりますし,逆流が脾静脈に及べば**脾腫**が起こります．また,普段はほとんど血液が流れることのない臍旁静脈と腹壁静脈に逆流が起これば,お腹の表面の血管が浮き出る**メドゥサの頭**とよばれる症状が出現します．メドゥサとは,ギリシャ神話に登場する,蛇でできた髪を持つ魔女の名前で

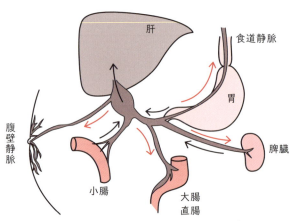

門脈の流れ＝黒，門脈圧亢進時の血流＝赤

す．ちょうど，お腹に浮き出た血管が蛇のように見えるので，この名前がつきました．いかがですか？　ここまでが門脈圧亢進症に関連する肝硬変の症状です．肝硬変ではこの他にも，肝細胞自体が破壊されることによる症状がみられます．

●

　肝臓には物質を合成する働きがあります．肝細胞が正常に働いていれば肝臓ではタンパク質や脂質などさまざまな物質を合成しています．しかし，肝細胞がほとんど破壊されてしまうために物質を合成することができず，**低タンパク血症や低脂質（とくにコレステロール）血症**とよばれる状態が起こり

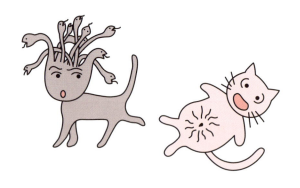

ます．低タンパク血症というのは，とくにタンパク質の中のアルブミンとよばれるものがつくられずに，血液中で減少してしまうものです．このアルブミンは水を吸い寄せる浸透圧という作用を持つので，アルブミンが少ないと浸透圧の働きが低下し，余分な水を回収することができなくなってしまいます．これが原因となって身体に水がたまりはじめます．

一方，肝臓はさまざまな物質の分解にも関わっています．たとえば，アンモニアという有害物質の分解も肝臓の仕事なので，これができないと血液中にアンモニアがたまり，**肝性脳症（＝高アンモニア血症）**といった脳への被害が現れます．さらに，肝内の毛細胆管が破壊されることによって，肝細胞がせっかく胆汁を作っても，それを十二指腸内に送り出せないため，今度は胆汁のうっ滞が起こります．そして，この行き場所を失った胆汁が血液中に逆流していくと身体が胆汁の黄色い色に染まります．これが**黄疸**です．

> いかがでしたか？　肝硬変になると，こんなにもたくさんの症状が現れるのですね．これは言い換えれば肝臓がそれだけ多くの仕事をしていることの現れなのです．肝臓はよく「沈黙の臓器」とよばれます．重症にならないと症状が現れないためですが，いつも文句一つ言わずに，もくもくと働き続ける肝臓に，あらためて「感謝」の意を表したいと思います．

合格のポイント

〈肝硬変の症状〉
① 門脈圧亢進症によるもの（血液のうっ滞）
　・食道静脈瘤，脾腫，メドゥサの頭，痔核など
② 肝細胞の破壊によるもの
　・低タンパク血症による浮腫（腹水），クモ状血管腫，手掌紅斑
　・低コレステロール血症，凝固因子産生の低下
　・高アンモニア血症（肝性脳症）
③ 胆汁のうっ滞によるもの
　・黄疸

それでは，ここで消化器系の事例を紹介しましょう．
実習に行ったつもりでアセスメントしてみてください．

事例　食欲不振のNさんが受診に来ました…

　Nさんは60歳の男性で，独身です．夜間，交通誘導員の仕事で働いて昼間に睡眠をとる生活をしていました．長引く心窩部不快があり，食後には胃部膨満感が強く，食物が混じった胃液を嘔吐するようになり来院されました．胃内視鏡検査の結果，ボールマン3型の胃がんと診断され，手術目的にて入院となりました．

　手術に際し，担当医師は「手術は，がんのある部分を大幅に切り取って，残った胃の部分と小腸の十二指腸をつなぐ術式で行います．当然，胃の容量は小さくなります．術後は，1週目頃から流動食で，経過をみながら固形に変えていきましょう．術後の合併症として，ダンピング症候群といって，食べた直後に血圧が下がったり，食後時間が経過して血糖が急激に下がってきたりすることがあります．その合併症は予防することがとても重要なのですが，予防の方法については，術後にくわしくお話しします．また，胃を取ると貧血になることがありますので，術後はビタミンB₁₂の注射が必要になるかもしれません」と説明しました．

　手術は，予定どおり病変部を含めた胃の広範囲を切除し，残胃と十二指腸断端を吻合する術式がとられ無事終了しました．そして，医師からは合併症についての説明がありました．「術前にお話ししましたダンピング症候群ですが，この合併症を起こさないためにも，よく噛んでゆっくり召しあがってください．1回のお食事の量が少ないと感じられるかもしれませんが，その分しばらくの間は1日6回の食事になります」．

　看護師は，食後の姿勢について説明しました．「座っているよりも，横になったほうが合併症を防ぐことができます．ただ，

⚠ 術式

今回の術式は「ビルロートⅠ法」で，残った胃と十二指腸をつなぎ合わせるものでした．その他の術式としては，空腸と残った胃をつなぎ合わせる「ビルロートⅡ法」，空腸と残った胃をつなぎ合わせ，十二指腸をつなぐ「ルーY法」などがあります．

⚠ ダンピング症候群

食後30分前後で起こる早期症状と食後2～3時間で起こる晩期症状とがあります．早期症状では，高濃度で浸透圧の高い食べ物が小腸へ入ることで，血管から腸管内へと水分の移動が起こって低血圧になり，全身の倦怠感，眩暈，頻脈，発汗などがみられます．晩期症状では，小腸に高濃度で浸透圧の高い食べ物が一気に吸収されることで，一過性の高血糖状態

完全に横になってしまうと食道が荒れることもあるので，ちょっと上半身を起こしておきましょう」

Nさんは6回食を実施し，ダンピング症状を起こすことなく，創部の経過も順調で退院となりました．

となり，インスリンが過剰に分泌されるため，低血糖になり全身の倦怠感，眩暈，冷汗などがみられます．

> ⚠ ダンピング症候群を起さないために

早期，晩期のいずれも，高濃度で浸透圧の高い食べ物がたくさん小腸へ入ることが原因になるので，1回の食事量を減らして，食事回数を増やします．

・・

術後6カ月の外来受診時にNさんは，「仕事は，日中の交通誘導員に切り替えて続けているのですが，人員が少なく，食事は勤務中の休憩に1回しかとれなくて…．その食事も胸やけのためにあまり食べられていないんです．そのためか，体重も減ってきてしまっています．仕事が終わると，現場近くの居酒屋で同僚とほぼ毎日，愚痴を言いながら焼酎をついつい飲みすぎてしまう…．そんな生活を繰り返しています．身体に良くないのはわかっているんですが…」と看護師に打ち明けています．

外来での採血検査結果では，アルブミン低下，ヘモグロビン低下，γ-GTP上昇がみられました．食事が食べられていないので，アルブミンの材料であるタンパク質の摂取が不足，鉄分も不足しているようです．γ-GTPは肝機能の検査として用いられますが，飲酒で上昇するといった特徴があります．もちろんアルコールを飲まれていますから，上昇するのも当たり前ですね．

Nさんの勤務状況やストレスを考慮して，どのようにかかわっていったらいいでしょうか．外来看護師は「お仕事大変ですね．お身体にも負担がかかっているのですね．ではまず，お酒の量を少し減らしてみたらいかがですか．焼酎は今までよりちょっと薄めにしたり…．お仕事終わりの居酒屋さんを定食屋さんに変えてみてはどうでしょう」と提案しました．あなたなら，どのように対応しますか．

国試過去問

次の文を読み[問題1][問題2][問題3]の問いに答えよ.【第102回】

　Aさん（40歳, 男性）. 入院時体重65kg. 既往歴に特記すべきことはなく, 全身状態は良好である. 胃がんのため胃全摘出術を受けた. 術中の出血量は450mLで輸血はされなかった. 術後1日, 体温37.5℃, 呼吸数24/分, 脈拍120/分, 血圧162/90mmHg. Hb14.8g/dL. 経皮的動脈血酸素飽和度（SpO_2）92%（酸素吸入3L/分）. 尿量50mL/時. 創部のドレーンからは少量の淡血性排液がある. 硬膜外持続鎮痛法が行われているが, 創痛が強いため呼吸が浅く, 離床はできていない.

[問題1]
　術後1日のAさんのアセスメントで適切なのはどれか. 2つ選べ.

1. 体温の上昇は感染による.
2. 脈拍の増加は貧血による.
3. 血圧の上昇は麻酔の影響による.
4. 酸素飽和度の低下は創痛による.
5. 尿量の減少は循環血液量の減少による.

[問題2]
　術後1週から食事が開始されたが, 毎食後に下腹部痛を伴う下痢があり, Aさんは「食事をするのが怖い」と訴えた. 看護師が確認する必要があるのはどれか.

1. 食後の体位
2. 1日の歩行量
3. 術前の食事の嗜好
4. 食事摂取の所要時間

［問題3］
　下痢の回数は減り，摂食も良好で，術後3週で退院が決定した．Aさんへの退院指導で正しいのはどれか．**2つ選べ**．

1. 炭水化物を中心にした食事をすすめる．
2. 下痢は1カ月程度でおさまると説明する．
3. 食事は分割して少量ずつ摂取するようすすめる．
4. 食後に冷汗が出たら水分をとるよう説明する．
5. ビタミンB_{12}が吸収されにくくなると説明する．

※解答はp78を参照

p76 の解答と解説

[問題1]　正解：4・5
1. ×　術後すぐは術後吸収熱により体温が上昇するが,感染ではない.
2. ×, 3. ×
　　Hb の値から貧血はない．脈拍増加・血圧上昇は創痛によるものと考える．麻酔の影響では血圧は低下する.
4. ○　創痛によって呼吸が浅いという情報もあり，酸素飽和度が低下していると思われる.
5. ○　手術侵襲によって ACTH や ADH，アルドステロン等の分泌がおこる．さらに血管外に移動した水分は循環血液に関与せず，サードスペースに集まるので尿量は減少する.

[問題2]　正解：4
1. ×　下腹部痛は下痢に伴うもので，食後の体位との関連はない.
2. ×　毎食後の腹痛と1日の歩行量との関連性はない.
3. ×　食事の嗜好を聞き，情報を提供したところで，根本的な解決にはならない.
4. ○　下腹部痛は，ダンピング症候群の症状のひとつである．ダンピング症候群の予防のため分割食にしているか，ゆっくりと時間をかけて食べているかなどをあらためて確認する必要がある.

[問題3]　正解：3・5
1. ×　炭水化物（糖質）は血糖値を上げるため，晩期ダンピング症候群を起こしやすい.
2. ×　脂肪の吸収不良による下痢が1カ月でおさまる根拠はない.
3. ○　退院後約半年は分割食とし，少量ずつの摂取をすすめる.
4. ×　食後の冷汗は晩期ダンピング症候群（低血糖）が考えられる．すぐに飴やブドウ糖を摂取し血糖を上昇させる.
5. ○　胃全摘出術によって内因子が分泌されなくなることからビタミン B_{12} が吸収されなくなり，悪性貧血（巨赤芽球性貧血）を引き起こす可能性がある.

第4章

脳・神経系

第4章 脳・神経系

「神経」という言葉の由来をご存知ですか？
　江戸時代の解体新書ではじめて「神気の経脈」という言葉が使われたそうです．血が流れているから血管，空気が流れているから気管，消化物が流れているから消化管．
　ところが，切断すると明らかに感覚障害や麻痺の出る線があるけど，いったいこの線には何が流れているのだろうということになりました．当時はそれを解明することができず，「神さまの気合の通り道（経脈）」と考え，すなわち「神経」という言葉が生まれたのだそうです．

　もちろん現在では，この神経に「活動電流」という電気が流れていることが広く知られています．パソコンをイメージしてみましょう．内蔵されているシステムは中枢神経です．キーボードやマウス，ディスプレイといった周辺機器は末梢神経です．マウスを動かすと，その情報がシステムに伝わりカーソルが動きますね．そして，システムからの指示がディスプレイに表示されたりするわけです．
　私たちの身体もパソコンのように，**中枢神経**と**末梢神経**が連動して身体の情報を管理し，適切な判断をして仕事の指示を出しているわけです．つまり，神経とは身体の中の電線のようなもので，それが集まった中枢はパソコン本体といえます．
　ところで，中枢神経と末梢神経の区別ですが，**脳**と**脊髄**が中枢神経です．神経というと細くて長いというイメージが強いですよね．それに比べて，脳は半球状でやわらかい塊のようなイメージですから，神経とは別物と考えがちです．しかし，脳と脊髄が中枢神経なのです．そして，それ以外を末梢神経とよびます．脳から出発する**脳神経**，脊髄から出発する**脊髄神経**，そして両方から出発する**自律神経**も末梢神経です．とくに脳神経は，その名前から中枢神経の１つと誤解されやすいので注意しましょう．

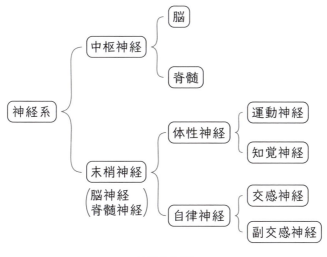

神経の分類

神経細胞は減る一方…

　それでは，具体的に神経の構造をみていきましょう．

　私たちの脳や脊髄には，生まれた時，すでに約3,000億個の神経細胞があります．その数は，毎日毎日数万個から数十万個も死滅して減っていきます．お酒を大量に飲むとさらに死滅する数は増えるそうです．それなのに，脳や脊髄にある神経細胞そのものは，再生も増殖もほとんどしないので，実は神経細胞は毎日減る一方なのです．でも，心配には及びません．仮に人が100歳まで生きたとすると36,500日あります．仮に毎日50万個ずつ死滅したとしても100年で182億5,000万個です．もともと3,000億個持っているのですから，そのうちの約180億個です．お金で例えると，3,000円のうち180円程度使ってなくなるという感じです．安心しましたか．

　再生しないのは脳と脊髄の神経細胞だけで，末梢神経は，傷ついたり切れたりしても治る機能を備えています．脳や脊髄が原因の麻痺は治る見込みはありませんが，末梢神経が原因の麻痺は治る可能性が残っているということになります．

中枢神経　生命の管制官

さて，中枢神経は身体のシステム管理の場ですから，もしこのコンピュータが壊れると，身体は機能しません．つまり死んでしまいます．そこで中枢神経は髄膜とよばれる膜に包まれていて，さらにその周りも髄液という液体で衝撃から守られています．軟らかいお豆腐がくずれないように水に浮かべておくのと同じですね．

髄膜は3枚あり，脳に遠いところから，硬膜，クモ膜，軟膜です．硬膜は骨に負けないように硬く，直接脳を包む軟膜は，脳を傷つけないように軟らかく脳を守っています．軟膜の周りには脳脊髄液が流れていて，成人で重さ1.2〜1.6kgにもなる脳を浮力によって浮かべています．ただ浮かべたままでは，衝撃が加わったときに頭蓋骨の内側に当たって傷がついてし

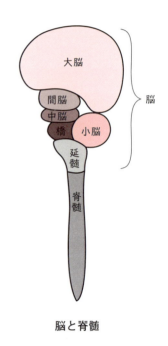

脳と脊髄

まいます．そこで，硬膜の下に，クモの糸のような線維を伸ばすクモ膜を配置して，脳の位置をある程度決めています．そして，脳脊髄液には活動の源となる糖分などが含まれています．つまり，脳と脊髄はとても大切に水槽の中で保管されているのです．

ところが，この脳脊髄液は頭から背骨の端までで多くても約150mLしかなくて，圧力も約150mmH$_2$O（≒11mmHg）程度なので，ここにちょっとした出血や循環障害が起こると，すぐに何らかの症状が出てきます．脳の周り（クモ膜下）や脳内の出血，脳の血流障害によって，デリケートな脳はすぐにむくんでしまいます．頭蓋骨のスペースは決まっているので，頭蓋内の圧力は高まり，出口を求めて力がかかります．このとき，頭蓋骨の出口である大後頭孔に一番近い延髄に負担が集まります．「脊髄から見れば，脳に向かう延長線上にあるので延髄という」なんて覚えておくと忘れません．延髄は，身体のあらゆる感覚情報や大脳の命令伝達が通過する神経回路で，循環・呼吸・消化といった私たちが生きるために欠

かせないシステムを管理しています．ですから，延髄の障害は命を脅かすほど深刻な自体をまねいてしまいます．

このように，脳はパソコン本体として全身の管理を行っていますので，さまざまなソフトが組み込まれています．ここで重要なものを紹介しましょう．

・**大脳**：言語に関するソフトを持っています．実はしゃべるということは単純に声を出すということではなく，必要な音を積み上げていくことなんです．たとえば，アーとか，イーとかを単発に発声することができても，「愛」と言葉にするには別の働き（運動性言語中枢といいます）が必要で，大脳の前頭葉で管理しています．もちろん話の内容を理解するためのソフトも必要です．これは，大脳の側頭葉にある感覚性言語中枢が行っています．

・**間脳**：ここは視床と視床下部とよばれる部位から成り立ちます．視床は感覚神経の電気信号を中継する場所です．視床下部は，食欲，睡眠欲，性欲など，本能のコントロールをするソフトを持っています．摂食中枢や満腹中枢という中枢は，食欲に関係しています．血液の濃さから水分量を管理し，水分が足りなければのどの渇きを知らせる渇中枢（飲水中枢）もこの視床下部にあります．視床下部の下には内分泌器官の下垂体がぶら下がっていて，視床下部はこの下垂体に命令を出すホルモンを管理するソフトも持っています．他には，体温調節中枢があることも有名です．

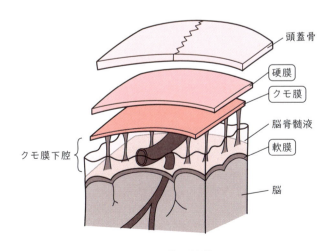

3枚の髄膜

- 中脳：眼球の反射運動に関するソフトを持っています．たとえば，光が飛び込んできた瞬間，瞳孔がギュッと収縮する対光反射を受け持っています．また，中脳には姿勢を制御するソフトも入っています．
- 橋：左右の脳や中脳，小脳，延髄の橋渡しをするソフトや，吸気から呼気に切り替えるソフト，排泄に関するソフトの一部が組み込まれています．
- 小脳：身体のバランスをとるソフトを持っています．ですから，ここが障害されると，酔っぱらってふらふら歩いている人のようになります．これを千鳥足歩行といいます．

末梢神経　情報伝達のプロフェッショナル

　末梢神経は，脳から出発する12対の脳神経と，脊髄から出発する31対の脊髄神経に分けられます．

　まずは脳神経からお話しします．脳神経は全部で12種類ありますから，少し覚えるのが大変ですが，この際ですから頑張って覚えてしまいましょう．脳神経の多くは橋や延髄から出るものが多いのですが，中には，大脳や中脳から出るものもあります．

脳神経

①**嗅神経**（第Ⅰ神経）
　　文字どおり，匂いを感じ取るための神経です．
②**視神経**（第Ⅱ神経）
　　「明暗」と「色」の情報を大脳に伝える神経です．
　　簡単にいえば「ものを見るための神経」ということです．この神経が障害されると，ものが見えなくなります．視神経は下垂体が隣接しているため，もし下垂体に腫瘍ができたりすると視神経にダメージが及び，結果として両目とも耳側の視野が狭くなり，「両耳側半盲」という症状が起こります．
③**動眼神経**（第Ⅲ神経）
　　文字どおり「眼（眼球）を動かす神経」という

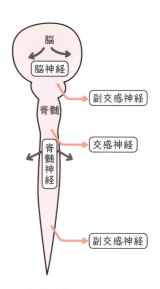

末梢神経

ことでこの名前が付きました．

　眼球の周囲には「眼筋」という筋肉が付いていますが，動眼神経はこの筋肉を収縮させて眼球を動かします．

　動眼神経の働きでもう1つ忘れてはならないのが「瞳孔の収縮」です．眼に強い光が入ったときに起こる「対光反射」もこの動眼神経が関与しています．さらに動眼神経は，目を開ける眼瞼挙筋を動かします（開眼運動）．

④**滑車神経**（第Ⅳ神経）

　動眼神経と同様，眼筋を収縮させて眼球を動かします．とくに滑車神経は眼球を「下方内側」に動かします．

⑤**三叉神経**（第Ⅴ神経）

　脳神経の中では最大の神経です．その名のとおり，3本の神経の枝（眼神経，上顎神経，下顎神経）を出すのが特徴です．おもな働きは，顔面の皮膚や歯の知覚です．たとえば，冬の寒い日に「顔が冷たい」と感じたり，「歯が痛い」と感じたりするのはこの神経の働きによるものです．

⑥**外転神経**（第Ⅵ神経）

　動眼神経や滑車神経と同じように「眼球」を動かす神経の1つです．外転神経はその名のとおり眼球を「外側方向」に動かします．

⑦**顔面神経**（第Ⅶ神経）

　顔面神経のほとんどは，顔にある筋肉を動かして「顔」の表情を作ります．「泣いたり」「笑ったり」して顔の表情が変化するときには，この顔面神経が働いているのです．顔面神経には，その他の働きとして，舌で味を認識したり，涙腺や唾液腺からの分泌機能を促進したりします．また，目を閉じる眼輪筋を動かします（閉眼運動）．

　ところで，よく「顔面神経痛」という言葉を耳にしますね．顔の神経の痛みとして使っているのだと思いますが，顔面神経の痛みとして捉えると間違いですね．顔面神経は痛みを感じ取る知覚神経ではありませんので，正しくは「三叉神経痛」ですね．

⑧**内耳神経**（第Ⅷ神経）

　内耳神経は，「音」を感じ取る「蝸牛神経（聴神経）」と平衡感覚を調整する「前庭神経」の2種類の神経線維を含んでいます．ですから，この神経が障害されると音を聞き取ることができなくなるだけでなく，平衡バランスが崩れ，頭痛

やめまいなどの症状を引き起こします．

⑨**舌咽神経**（第Ⅸ神経）

　文字どおり，「舌」と「咽」の働きに関係する神経です．具体的には，舌の後半（のど寄り）1/3の味覚，咽頭粘膜の感覚と咽頭筋の嚥下運動を支配します．また一部，唾液腺を支配する神経線維も含みます．

⑩**迷走神経**（第Ⅹ神経）

　迷走神経のほとんどは心臓や消化管などのあらゆる臓器の働きを支配する「副交感神経」の線維を含んでいます．迷走神経のうち，咽頭や喉頭に分布するものは，一度下方に伸びてから再びUターンして戻って来るので，「反回神経」という名前が付いています．反回神経は，肺や気管支，食道の近くを下行・上行していきますので，肺がんや食道がんの転移が起こりやすい部位としても有名です．この反回神経に転移が起こると「嗄声」といって声がかすれるような症状が現れます．

⑪**副神経**（第Ⅺ神経）

　首の運動に関係する「胸鎖乳突筋」と肩の運動に関係する「僧帽筋」を支配する運動性の神経です．

⑫**舌下神経**（第Ⅻ神経）

　舌を動かす運動神経です．味覚には関与していません．

脊髄神経

　脊髄神経は，後頭部および頸部より下の四肢・体幹の運動・感覚と，中枢神経系とを連絡する役割を持っています．左右で31対あり，8対の**頸神経**・12対の**胸神経**・5対の**腰神経**・5対の**仙骨神経**・1対の**尾骨神経**からなります．

　感覚神経が後（後根）から入り，運動神経が前（前根）から出るという法則があり，これをベル・マジャンディ（Bell Magendie）の法則といいます．

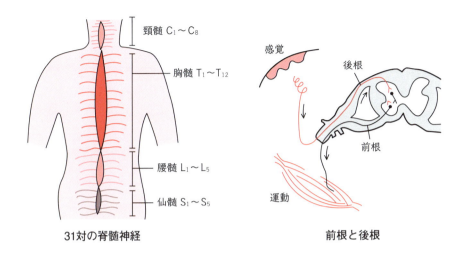

31対の脊髄神経　　　　　　前根と後根

自律神経

　次に，もう1つの末梢神経である自律神経についてお話しします．

　自律神経は，名前のとおり指示待ちをするのではなく，その時々の身体の変化に応じて自己判断して身体の調節を行う神経です．**交感神経**と**副交感神経**の2つに分けられます．

　これらは，ほぼ正反対の働きをし，ちょうど自動車のアクセルとブレーキといった感じです．たとえば，心臓にアクセルのスイッチが入ると心臓は心拍を速めることになり，逆にブレーキのスイッチが入ると心臓は心拍を遅くします．アクセルが交感神経，ブレーキが副交感神経です．このように，交感神経と副交感神経はお互いに逆の働きをしていることから，「拮抗関係にある」といいます．

　一般的に，交感神経が働くときは「身体が緊張しているとき」，副交感神経が働くときはこれとは逆の「リラックスしているとき」とイメージしてください．たとえば，緊張しているときは，心拍数が上昇し，心臓はドキドキ状態になります．血圧も上昇します．闘いの最中に緊張していると食事ものどを通りません．そして，緊張感から解放されるとその逆です．ゆっくりとくつろいでいる場面を想像してみてください．心拍数は安定して穏やかに鼓動を打ち（心拍数の減少），落ち着いて食事を楽しめるように,唾液や胃液も分泌されてきます．また,リラックスしてすっきり排泄できますね．このように「**交感神経＝緊張**」と「**副交感神**

経＝リラックス」とイメージできれば理解しやすいと思います．

　自律神経の中枢は，交感神経，副交感神経を問わず，いずれも間脳にある**視床下部**という場所にあります．交感神経の場合，視床下部からスタートした神経線維は，**脊髄の第1胸髄から第2腰髄**までの間から出て行きます．一方，副交感神経は視床下部をスタートした後，一部は脳幹付近（延髄，橋，中脳）から，一部は脊髄の**第2〜4仙髄**から出て行きます（p87の図を参照）．

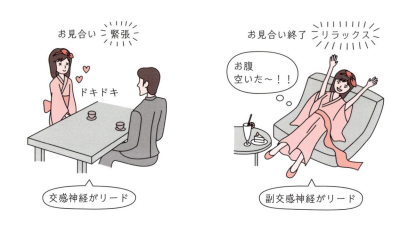

　さあ，次からは脳・神経系に関する疾患のお話をしましょう．

硬膜外血腫・クモ膜下出血

皆さんは硬膜外血腫やクモ膜下出血という言葉を聞いたことがあるでしょうか？

硬膜外血腫とは，その名のとおり硬膜の外で血腫ができたもの，クモ膜下出血とは，クモ膜下腔で出血したものです．

ご存知のように，血液は出血すると凝固する性質があります．ですから，硬膜の外で出血した血液はしばらくすると固まって血腫になり，それが硬膜外血腫となります．それに対してクモ膜下出血ですが，クモ膜の下には髄液があるので，この部分で出血すると出血した血液は，脳脊髄液と一緒に流れるため，凝固することはありません．つまり，硬膜外血腫とは違ってクモ膜下血腫とはならず，クモ膜下出血というわけです．

●

クモ膜下出血は脳の中ではなく，脳の表面のクモ膜下腔で出血しているものをいいます．多くは**動脈瘤**という動脈にできたコブが破裂して出血しています．これに対して，脳の中で出血したものは脳（内）出血とよびます．また，脳の中の血管が詰まってしまったものを脳梗塞といいます．脳出血・脳梗塞については，次の事項で述べます．

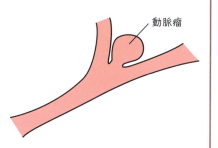

なぜ脳の血管にコブができたり，破裂して出血したりするのでしょうか？

原因は血管の流れ方にありそうです．脳動脈瘤は，**ウイリス動脈輪**という血管にとてもよくできます．ウイリス動脈輪は，次ページの図のように一周の円を描くような形をしています．この血管の分岐部に，勢いよく流れてきた血液が激しくぶつかる様子は容易に想像できます．この分岐部にできた動脈瘤が，ある時に破裂して出血するのです．太い血管の破裂は，直接死因になることもあります．

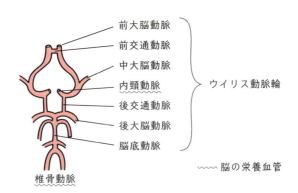

　すると，出血した血液は脳脊髄液に混入するわけですから，突然，髄膜は圧迫されることになります．その症状は，強烈な頭痛や嘔吐，さらに首を前屈させると首の後ろが硬くなって抵抗を感じる**項部硬直**というものや，**ケルニッヒ徴候**といって，膝関節を曲げたまま下肢を股関節で屈曲させ，ついで膝関節を伸展させようとすると痛みと抵抗が認められるなどの症状がみられます．また，光が非常にまぶしく，時には痛みとして感じる羞明という症状もみられます．これらを総称して**髄膜刺激症状**とよびます．

　クモ膜下出血の診断には単純CTを行います．CTにて多くの場合，高吸収域（白く写る）が認められます．CTで確認できない場合や，CTがすぐに行えない場合は腰椎穿刺を行いますが，頭蓋内圧亢進が疑われる場合は出血を悪化させるリスクがあるため禁忌です．

　クモ膜下出血では髄膜刺激症状を中心とした徴候が確認されますが，基本的には脳内ではないため，発症と同時に運動麻痺や失語がみられることはありません．7〜14日目頃，脳血管れん縮という脳の血管がけいれんして収縮する合併症が起こることがあります．これにより脳梗塞が起こり，麻痺や失語症などが起こります．

　初回の出血で一命を取り留めた場合，破裂した動脈瘤はかろうじて止血している状態です．あたかも薄いかさぶたが切れた血管を覆っているような，何とも心もとない状態なのです．ですから，わずかな刺激によって再出血しやすく，とくに初回出血後24時間以内はとても危険です．クモ膜下出血では，再出血のほうが初回出血より死亡率が高くなっています．

脳出血・脳梗塞

　次に，脳の中で起こる脳出血や脳梗塞についてお話しします．第1章では，心臓に栄養を運ぶ冠状動脈が詰まって流れなくなったために，心臓の細胞たちが働けなくなってしまう心筋梗塞について勉強しました．同じように脳細胞に酸素を運ぶための血管が詰まってしまい，脳細胞が働けない状態を脳梗塞といいます．

　心臓は細胞が力を合わせて血液を送り出すといったポンプの役割を果たしていましたが，脳では，**機能局在**といって場所ごとに異なる仕事をしています．たとえば，大脳では人がコミュニケーションの手段として用いる言語活動を担当しています．**前頭葉**に**ブローカ**という**運動性言語中枢**があり，**側頭葉**には**ウェルニッケ**という**感覚性言語中枢**があります．私たちはこの2つの協働作業によってしゃべっているのです．もし，これらの言語中枢の細胞が窒息してしまえば，正しくしゃべることはできません．また，大脳には運動命令を出す中枢があります．これを担当する細胞が窒息してしまえば，目的に応じた運動をすることができず麻痺が起こります．

　大脳の機能レベルが低下すると意識障害を生じます．さらに，どの細胞に問題が発生したかによって，それぞれ異なる症状が出てきます．現在，介護を必要とする方の多くは，脳梗塞が発端となっているのです．

●

　なぜ脳の血管が詰まるかといえば，1つには心筋梗塞と同じように脳の血管自体が痛んできて，詰まることがあげられます．大半が高血圧に伴うもので，これを**脳血栓症**といいます．2つ目はちょっとした固まりがどこかから運ばれてきて，脳血管の流れを塞いでしまうことです．これを**脳塞栓症**といいます．

　脳には多数の細胞がありますから，血管はそれらの細胞に向かって細部まで張りめぐらされ，末梢血管はかなり細くなっています．詰まりの原因として最も多いものは，血栓といって血のかたまりです．心臓に不具合があると

血栓ができることがあり，それが心臓から送り出されて脳に入り，やがて脳の細い血管で詰まってしまうのです．また，心臓より高い位置にある脳細胞まで血液を押し上げるためには，血圧を維持しなければなりません．しかし年齢とともに血管の弾力性は低下し，さらに血圧が異常に高くなってしまうと，血管壁は切れやすくなります．こうして起こるのが**脳内出血**です．

 ワンポイント講座　意識障害の評価

意識障害を評価するスケールとして，次の2つを紹介します．

◎ 3-3-9度方式 (ジャパン・コーマ・スケール，JCS)

Ⅰ．刺激しなくても覚醒している状態
　(1) だいたい清明だが，いまひとつはっきりしない．
　(2) 見当識障害がある．
　(3) 自分の名前・生年月日が言えない．

Ⅱ．刺激すると覚醒し，刺激をやめると眠り込む状態
　(10) ふつうの呼びかけで開眼する．
　(20) 大きな声，または身体を揺さぶることにより開眼する．
　(30) 痛み刺激を加え，呼びかけをくり返すと，かろうじて開眼する．

Ⅲ．刺激しても覚醒しない状態
　(100) 痛み刺激に対して，払いのけるような動作をする．
　(200) 痛み刺激で少し手足を動かしたり，顔をしかめたりする．
　(300) 痛み刺激に反応しない．

◎グラスゴー・コーマ・スケール（GCS）

観察項目	反応	スコア
開眼	自発的に開眼する 呼びかけにより開眼する 痛み刺激により開眼する まったく開眼しない	4 3 2 1
最良言語反応	見当識あり 混乱した会話 混乱した言葉 理解不明の音声 まったくなし	5 4 3 2 1
最良運動反応	命令に従う 疼痛部を認識する 痛みに対して逃避する 異常屈曲 伸展する まったくなし	6 5 4 3 2 1

※3つのスコアの合計により重症度を評価する

それではここで脳神経系疾患の事例を紹介しましょう．
実習に行ったつもりでアセスメントしてみてください．

事例　クモ膜下出血に襲われたBさん

　Bさんは72歳の女性です．ご主人は5年前に他界し，現在は1人暮らしです．長男夫婦が近所に住み，1週間に2～3回，長男の妻が家事の手伝いに来てくれるそうです．Bさんの趣味は，庭の花づくりや地域のコーラスグループに所属して近所の仲間と楽しみながら歌うことです．飲酒や喫煙の習慣はなく，とても几帳面な性格ということでした．
　20年程前から高血圧を指摘されていましたが，指示どおりきちんと近医での受診を続け，降圧薬を欠かさず内服していたそうです．

　昨日の朝6時頃，キッチンに立って朝食の準備を始めたところ突然の頭痛に襲われ，うずくまってしまいました．しばらくじっとして様子をみていましたが，その後強烈な嘔気に襲われて嘔吐してしまいました．薄れゆく意識のなかで長男の声を聞いたことを覚えているらしいのですが，救急車で搬送される間のことは，ほとんど記憶がありませんでした．この日はたまたま長男が出張に行く前に顔を出したところ発見され，命拾いをしたと話されています．
　救急車で搬送された直後は，呼びかけると開眼し，意識レベルはJCSでⅡ-10，搬送時の血圧は190/84mmHgでした．CT検査，さらに脳血管撮影が行われ，右中大脳動脈分岐部にできた脳動脈瘤破裂によるクモ膜下出血が確認されました．直ちに降圧剤が投与され，血圧は140～170mmHgで経過しましたが，頭痛や体動によって血圧が180mmHgまで上昇しました．翌日手術することが決まり，この日は絶対安静となりました．部屋の照明を落とし，なるべく静かな環境を整えるよう配慮されました．予定どおり，翌日開頭術にて脳動脈瘤クリッ

> ⚠ **クモ膜下出血と高血圧**
> クモ膜下出血の原因はいくつかありますが，80～90%が脳動脈瘤の破裂によるものです．なぜ脳動脈瘤ができるかというと，喫煙や飲酒，ストレスなどの生活習慣の影響や，遺伝的素因などが指摘されています．そして何より，高血圧が大きな要因の1つです．

> ⚠ **クモ膜下出血は女性に多い？**
> クモ膜下出血は，女性のほうが男性の2倍発症率が高いというデータがあります．なぜ女性に多いかというメカニズムは明確ではありません．日本では年間10万人あたり約20人が発症しています．

> ⚠ **JCS**
> p92を参照

> ⚠ **クリッピング術**
> 開頭術を行い，金属製のクリップを用いて，動脈瘤が発生している付け根＝頚部をクリップで留める方法です．

> ⚠ **脳室ドレナージ**
> クモ膜下出血を起こすと，クモ膜下腔へ血液が突然流出するため，脳脊髄液の流

ピング，合わせて脳室ドレナージが行われました．

その後は順調に経過しましたが，術後10日目，昼食時に急に茶碗を落としてしまい，ろれつが回らなくなりました．頭部MRIによって，右側内包に梗塞巣が認められました．時を同じくして左麻痺が出現し，意識レベルはⅡ-20に低下しました．Bさんに脳血管れん縮が起こってしまったようです．脳血管れん縮はクモ膜下出血の合併症です．これによって，Bさんには左麻痺と失語という後遺症が残りました．今後はリハビリを行う予定です．長男の妻は「趣味のコーラスができなくてお母さんつらいと思います．今後も家族で支えていきたいと思います」と看護師に話しました．

動脈瘤の破裂は，外来に搬送された時には止まっていることがほとんどです．しかし，再出血すると致死的になるリスクが高まります．再出血は初回出血から7日以内，とくに24時間以内にみられやすいので，その前にクリップで血管を留めるなどの処置をして再出血を予防します．さらに血圧が上昇すると破裂しやすいので，降圧薬を使って血圧コントロールを行い，絶対安静とします．また頭蓋内圧亢進の予防と治療のために，高浸透圧性の利尿薬であるマンニトールやグリセオールを使用し，脳圧の上昇を防ぐようコントロールします．

絶対安静のため，患者さんの清拭，排便などはすべてベッド上となります．普通に食事をすることはしばらくできないので，点滴で対応することもあります．このため，低栄養状態のリスクや口腔器からの感染のリスクが高まります．食事をしないことで腸蠕動運動が低下し，さらに絶対安静による運動能力低下も相まって便秘傾向になります．便秘は排便の際のいきみにつながり，血圧上昇の原因になるので注意が必要です．

さらに，羞明(しゅうめい)といって眩しく感じたり，光の刺激で血圧が上昇したりする可能性があるので，部屋はカーテンなどで光をさえぎり，できるだけ静かな環境で安静が確保できるように努めることが大切な看護になります．

れが渋滞し，急性水頭症をきたすことがあります．このような場合に，脳室に管を挿入して脳脊髄液を抜く方法です．

⚠ 脳血管れん縮

クモ膜下出血によって，動脈瘤周辺の動脈が一時的にけいれんを起こすことがあります．その結果，その血管の支配域では血液が届かなくなり，虚血状態をまねき，部位によっては失語や麻痺が生じます．出血が多いほどれん縮が起こりやすいとされていますが，きっとこれ以上出血させまいとする，身体の防御反応ではないでしょうか．

⚠ 浸透圧利尿薬

浸透圧利尿剤を静脈内に投与すると，血液中の浸透圧が上昇します．浸透圧とは水を引き寄せる力のことであり，血管の外の組織にたまっている水を血管の中に引き込む力が強くなることで，脳のむくみを減少させることができるのです．ただ，マンニトールを大量に投与すると，脳内に薬の成分が蓄積されてしまうことがあります．このような状態で投与を中止すると，浸透圧の逆転が生じて，血中の水分が血管外の組織に漏れ出し，脳浮腫がより強まってしまうことがあるので注意を要します．これをリバウンド現象といいます．

国試過去問

次の文を読み[問題1][問題2][問題3]の問いに答えよ．【第101回】

Aさん（59歳，女性）は，午前2時頃にバットで殴られたような激しい頭痛を自覚し，嘔吐した．午前4時，Aさんは，頭痛を我慢できなくなったために，家族に付き添われて救急搬送され，緊急入院した．入院時，ジャパン・コーマ・スケール（JCS）Ⅰ-1，四肢の麻痺を認めない．

[問題1]
Aさんは，クモ膜下出血と診断された．再出血を防ぐためのケアで適切なのはどれか．

1. 深呼吸を促す．
2. 起坐位とする．
3. 病室を薄暗くする．
4. 頭部を氷枕で冷やす．

[問題2]
Aさんは，入院後に緊急開頭術を受けることになった．手術を受けるまでの看護で適切なのはどれか．

1. 浣腸を行う．
2. 排痰法の練習をすすめる．
3. テタニー徴候を観察する．
4. 不整脈の出現に注意する．

[問題3]
開頭術後24時間が経過した．JCSⅠ-2，体温37.5℃，脈拍88/分，血圧138/84mmHg，呼吸数18/分，経皮的動脈血酸素飽和度（SpO$_2$）98％（酸素吸入3L/分）．脳室ドレナージが行われている．Aさんへ

の看護で適切なのはどれか.

1. 両腋窩を冷やす.
2. 酸素吸入を中止する.
3. 起き上がらないように説明する.
4. 痛み刺激を与えて意識レベルを確認する.

解答

[問題1] 正解：3
1. × 深呼吸は術後の無気肺を予防するために促す必要がある.
2. × 起坐位は肺水腫や気管支喘息など呼吸困難があるときにとられる体位である.
3. ○ 羞明による血圧上昇を防ぐため, 病室は薄暗くする.
4. × 発熱時に行う冷罨法であり, 氷枕は頭部を不安定にするため避けたほうがよい.

[問題2] 正解：4
1. × 血圧の変動をきたすため, 急性期には浣腸は禁忌である.
2. × 排痰法の練習により血圧が上昇し, 再出血のリスクを上昇させる.
3. × 低カルシウムでないため, テタニーを起こすことはない.
4. ○ クモ膜下出血では, 血圧の上昇により徐脈になり, 不整脈を起こすことが多い.

[問題3] 正解：3
1. × 微熱であるため, 腋窩のクーリングは必要ない.
2. × まだ術後24時間であるため, 酸素吸入は継続する.
3. ○ 脳室ドレナージが行われているため, ドレナージの高さ（0点）を変動させないため, 起き上がらないように説明する.
4. × JCSI-2であるため, 痛み刺激を与える必要はない.

第 5 章

内分泌系

第5章 内分泌系

> 分泌（ぶんぴ・ぶんぴつ）というのは，身体の中で作られた物質を放出することです．では，内分泌と外分泌の内と外はどういう意味なのでしょうか？　身体の中と外？　ではありません．

　血液の中に分泌することを**内分泌**といい，それ以外に分泌されるものはすべて**外分泌**といいます．汗，涙はもちろん外分泌ですが，胃液も胃の中に分泌されますので，身体の中ではありますが血液中ではないので，外分泌なのです．

　ところで，**ホルモン**って何のことだと思いますか？　ホルモン焼きが好きな人は，焼き肉のホルモンをイメージしてたりして…．これが違うんですね．ちなみに，焼き肉のホルモンは，食べずに捨ててしまう部分，つまり「放る物＝ホルモン」というようになったらしいです．話を戻します．ここでいうホルモンとは，内分泌される液体のことで，「刺激する」を意味するギリシャ語が語源です．特定の内分泌細胞から分泌される情報伝達物質であり，血液中に放出されて全身を循環します．しかし，すべての細胞がホルモンの刺激を受け取るわけではありません．それぞれのホルモンには，そのホルモンの刺激を受け取る専用の細胞があります．この細胞を**標的細胞**といいます．また，標的細胞には受け付け窓口があり，決まった品物しか受け付けていません．この受け付け窓口を**受容体**といいます．複数のホルモンが流れてくるなかで，決まったホルモンの刺激だけを受け取るようになっている仕組みは見事です．

　それでは，早速具体的にみていきましょう．

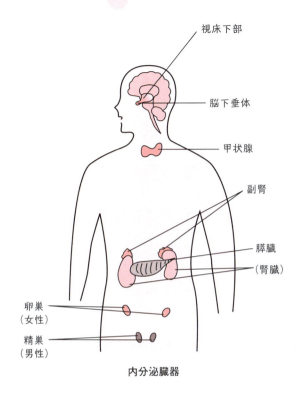

内分泌臓器

身体のベストコンディションを保つ！　甲状腺

基礎代謝を担うフィードバックのシステム

　具体的な甲状腺の話に入る前に，フィードバックの仕組みについてお話ししたいと思います．

　間もなく離陸する飛行機があります．パイロットは管制官の許可を待ちます．管制官から離陸の許可が出ました！　パイロットは離陸を開始，飛行機は地面を離れて高度を上げていきます．管制官は管制塔から飛行機の動きを確認し，見守ります．気象状況によって飛行機は高度や進路などを変えますので，パイロットと管制官は飛行状況と天候をみながら，安全な飛行ができるようさまざまな判断を下します．

　これと同じシステムが私たちの身体にもあり，たとえば甲状腺ホルモンの分泌もその1つです．甲状腺ホルモンは，脳下垂体から刺激を受けた甲状腺から分泌

されます．そして，甲状腺ホルモンの分泌が増加することを受けて，今度は視床下部や脳下垂体前葉からの刺激がストップするといった**負のフィードバック**の仕組みを持っています．

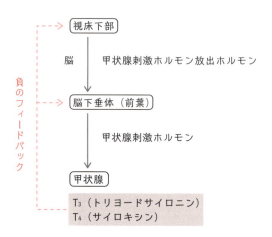

ワンポイント講座　視床下部・脳下垂体と甲状腺ホルモン

　ちょうど私たちの目の裏側に間脳があります．間脳は，視床と視床下部に分かれ，視床下部には脳下垂体がぶら下がっています．さらに，脳下垂体は前葉と後葉に分かれて異なる仕事をしています．甲状腺は視床下部と脳下垂体前葉の指示によって甲状腺ホルモンを分泌しています．

甲状腺は，気管に抱きついているような感じで，のど仏の少し下にあります．普段は触っても軟らかくてよくわかりませんが，少し腫れたりすると触診できます．

甲状腺細胞の１つに，袋のような**濾胞細胞**という甲状腺刺激ホルモンの標的細胞があります．この袋の中には**サイログロブリン**という**ヨウ素**を含んだタンパク質が入っています．ヨウ素は塩素に似ている物質で，コンブやワカメといった海藻類などにたくさん含まれている成分です．袋の中に入るための受付，つまり濾胞細胞の受容体に，脳下垂体前葉からの甲状腺刺激ホルモンが到着して受付をすると，その刺激によってサイログロブリンが分解されて，**甲状腺ホルモン**になります．甲状腺ホルモンは，ヨウ素が３つ結合したものを T_3 ＝トリヨードサイロ

ニンといい，4つ結合したものを T_4 ＝サイロキシンといいます．

また，甲状腺には濾胞細胞の他に**濾胞傍細胞**という別の細胞があって，こちらは**カルシトニン**というホルモンを分泌しています．カルシトニンには，血液中のカルシウムを一定に保つ役目があります．

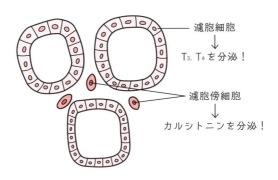

甲状腺の濾胞細胞と濾胞傍細胞

フィードバックの話に戻ります．たとえば，炊飯ジャーに研いだお米が入っているとしましょう．このお米がサイログロブリンです．炊飯ジャーのスイッチを入れます．スイッチは受容体です．スイッチを入れると電気が流れます．この電気が刺激ホルモンです．すると，炊飯ジャーに入っていたお米はご飯に炊きあがります．ご飯が T_3, T_4 です．T_3, T_4 は**基礎代謝**（何もしなくても，血液を循環させたり，呼吸をしたり，体温を維持したりするために必要なエネルギー代謝）を担っています．つまり，炊きたてのご飯を食べて元気がもらえるわけですね．

ところで，炊いたご飯をきれいに食べればまたご飯を炊きますが，もしご飯が余ればそれ以上は炊きません．これも負のフィードバックですね．同じように，T_3, T_4 が増えて十分な量になると，甲状腺刺激ホルモンが刺激する必要はなくなりますから，分泌量は減少します．

さて，甲状腺ホルモンは基礎代謝を担っているとお話ししましたが，ここで，基礎代謝についてもう少し詳しくお話しします．私たちはいつも体温を維持しています．私の平熱は36.3℃です．仮に，水を張った浴槽の温度を1年中36℃に温めておこうと思えば，電気やガスを使うことになります．エネルギーを使って24時間365日この温度をキープするのですから，家庭ならば相当な電気代やガ

ス代がかかりそうですね．このように，じっとしていても必要なエネルギーを基礎代謝といいます．甲状腺は夏でも冬でも平熱を維持するために日夜頑張っているんですね．もし，この甲状腺の働きが止まってしまえば，体温を維持することはできなくなります．だから死体は冷たいのです．

骨も生きている！　拮抗ホルモンのシステム

　私たちの身体を支えている骨は，作られたり壊されたりを繰り返しているって知っていましたか？　骨は生きているのです．骨といえばカルシウムですね．骨はカルシウムを貯蔵している銀行といった感じです．私たちの身体には，ふつう約1kgのカルシウムが骨に貯蔵されています．銀行にたくさん預金があると経済的に強いといえますが，預金が少ないと経済基盤は弱いですね．これと同じで，骨にたくさんカルシウムがあるほど丈夫な骨といえます．みなさんよくご存知の骨粗鬆症というのは，骨を作るより壊してしまうほうが多いために，骨がすかすかになってしまう状態です．預金が減り続けていくようなものなので，骨折しやすくなります．

　さて，このカルシウムですが，骨を丈夫にしているだけではなく，わずか1%だけなのですが，骨から血液中に出て仕事をしています．日常のお買い物のために財布に入れて持ち歩いている現金のようなものです．出血した際に凝固するための因子であったり，酵素が働くときの仲立ちであったり，神経や筋肉の異常興奮を抑えたりと，たくさんの仕事をしています．しかし，現金をたくさん持ち歩くと，落としてしまったらどうしようという心配がありますよね（心配するほど持っていない！　という声も聞こえてきそうですが…）．

　そこで，必要な分だけを用意して，残りは積んでおくほうがよいということになります．とくに血液中のカルシウムが多いと結石になってしまうので，多ければよいというものでもないのです．しかも，骨に積んでおけば骨は丈夫になるのですから少しでも骨に運び，そして足りなくなったら引き出せばいいわけです．

　この調節をしているのも実はホルモンです．先ほど紹介したカルシトニンには血液中のカルシウムを骨に預金する役割があります．そして，血液中に引き出すのは**パラソルモン**といって甲状腺についている**副甲状腺**から分泌されるホルモンです．このようにカルシトニンとパラソルモンが相反する働きで，血液中のカルシウム濃度を調整しています．

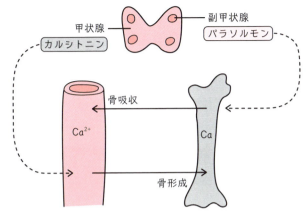

拮抗ホルモンによるカルシウムの調節

　このようなホルモンの関係を**拮抗ホルモン**といいます．同じ甲状腺にある細胞でも，濾胞細胞はフィードバック，濾胞傍細胞は拮抗ホルモンのシステムがあって働いているわけです．

ストレスに打ち勝つ！　副腎

　左右の腎臓の上にある（帽子がちょこんと乗っている感じ）のが副腎です．小さな臓器なのに，すごい働き者なんです！　ところで，みなさんイチゴ大福はお好きですか？　大福の中にイチゴを入れちゃうなんて，よく思いついたものですよね．イチゴ大福は1つの商品ですが，大福とイチゴというまるで異なる食品のコラボです．
　実は副腎の構造もこれによく似ていて，大福に該当するものを**副腎皮質**といい，イチゴに該当するものを**副腎髄質**といいます．副腎という1つの臓器ではありますが，皮質と髄質はシステムも異なり，別物といえるほど違いがあるのです．
　それでは，まず副腎皮質のほうから勉強しましょう．

副腎皮質（＝大福の部分）

　大福にはまず皮があり，そしてあんこが入っています．イチゴのまわりにはうっすらと生クリームがついています．副腎皮質にもこの3層構造があり，それぞれ

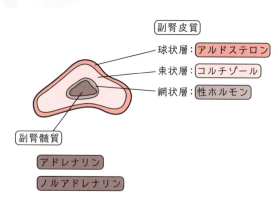

副腎の断面

別のホルモンを分泌しています．

　外側の白い皮の部分を**球状層**といいます．ここからは鉱質コルチコイドというホルモンが分泌されており，主要なものは**アルドステロン**といいます．アルドステロンは，腎臓でいったん濾過されたNa（ナトリウム）を尿中に捨てずに，再び血液中に呼び戻す仕事をしています（p129を参照）．このとき，交換条件としてK（カリウム）を排泄させています．

　このアルドステロンは，第1章の循環器で勉強した**血圧**の話ととても関連が深いのです．一定の血圧がなければ，血液は細胞に必要なものを届けるこができませんでしたね．この血圧を見張っているのは実は**腎臓**なのです．血圧が下がると「大変，大変，血圧が下がったよ！」と腎臓の入り口から**レニン**という物質が分泌されて警報を鳴らします．このレニンのおかげでアルドステロンが増えるのです．そして，見事に血圧は上がってくれるのです．

　なぜアルドステロンが増えると血圧が上がるのでしょう？　アルドステロンはNaを捨てずに再び血液中に取り込むよう指示するんでしたね．ということは血液中の**Na$^+$**（ナトリウムイオン）が濃くなります．Na$^+$は濃さに違いがあると，同じ濃さになるまで混ざる性質があります．濃度の濃いほうが薄いほうを引き込む力を発揮するのです．これを**浸透圧**といいます．ですから血液中のNa$^+$が濃くなると，血管の外の薄い体液を引き込む力が強く働き，血管の中にたくさんの水が入り込みます．このように，浸透圧が高くなって血液の量が増えるので，血圧が上昇します．

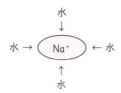

　私たちの身体は，水分の量，濃さともに一定であることがよいのですが，水をたくさん飲んだり，塩分をとらなかったりすると Na^+ が薄まってしまいます．アルドステロンは脳下垂体から分泌される副腎皮質刺激ホルモンの刺激によっても分泌されますし，食塩摂取量の影響だって受けるんですよ．

　余談ですが，ナメクジに塩をかけると，ナメクジの水分が塩に抜き取られて，脱水して縮んでしまいます．塩は水を引き寄せる磁石なのです．この働きも浸透圧によるものです．

　次にあんこの部分です．ここを**束状層**といいます．ここからは糖質コルチコイド（グルココルチコイド＝主要は**コルチゾール**）というホルモンが分泌されます．コルチゾールは血液中の糖分が足りないときに，タンパク質や脂肪を分解して糖の代わりになるものを増やしてくれるんです．これを**糖新生**といいます．また，一般に**ステロイド薬**といわれる治療薬は，おもにコルチゾールと同じ働きの薬剤をいいます．実は，糖質コルチコイドには，なんと，免疫系を抑制して炎症反応を抑える作用もあるのです．ですから副腎皮質ステロイド薬は，もっぱら**抗炎症作用**，**免疫抑制作用**などの目的で，アレルギーや自己免疫疾患，炎症などに使用されることが多いのです．

　さて，ステロイドという言葉ですが，ステロイドというのはコレステロールを材料にしてできているホルモンのことをいいます．副腎皮質ホルモン以外に，性ホルモンもステロイドホルモンです．性ホルモンは副腎皮質の一番奥の**網状層**（うっすらとついた生クリームの部分）から分泌されます．副腎皮質から分泌される性ホルモンの大半は男性ホルモンです．

副腎髄質（＝イチゴの部分）

　それでは次に，副腎髄質についてです．ここからは2種類のホルモンが分泌されます．みなさんもよくご存知のアドレナリンとノルアドレナリンです．このホ

ルモンは，自律神経の交感神経が興奮することで分泌されます．交感神経は闘う神経です．強いストレスを感じたり，緊張したりしたとき，闘おうとして循環を促進させたり，血糖値を高めたりするのです．甘いあんこの次にイチゴの酸味や果汁が口の中に広がると，少し意外な感じにさせられますね．

副腎は小さな器官なのに，外側部分と中心部分ではずいぶん異なる仕事をしているんですね．

 ワンポイント講座　血圧を上げる魔法の呪文

（レニン - アンジオテンシン - アルドステロン系）

　腎臓は一定の血圧がかかっていないと，尿生成の仕事ができません．そのため，腎臓は血圧の低下に敏感に反応するようにできています．腎臓の皮質に100万個存在している糸球体という毛細血管に傍糸球体細胞という部分があり，この付近の血圧が低下すると，レニンという分質が分泌されます．

　レニンはアンジオテンシノゲンという物質をアンジオテンシンⅠに作り変えます．次に，血管に存在するACE（アンジオテンシン変換酵素）の働きで，アンジオテンシンⅠはアンジオテンシンⅡという，血管を収縮させる物質になります．さらに，このアンジオテンシンⅡは副腎皮質に作用してアルドステロンの分泌を促し，急激に血圧を上昇させるのです．

　この一連の血圧上昇作用をレニン - アンジオテンシン - アルドステロン系とよんでいます．また，この系の一部を阻害する働きのあるACE阻害薬は，反対に血圧を下げる（＝血圧を上げさせない）作用があるので高血圧症の治療に用いられています．

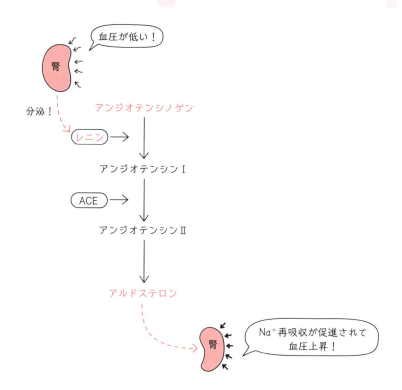

膵臓　外分泌も内分泌も

　膵臓は，胃の裏側にあって奥のほうに位置しているために，医学的には長年未知なる臓器でした．この膵臓は，胃の後に続く消化管の十二指腸に，膵液という消化液を分泌しています（p62 を参照）．分泌された消化液は，最終的には便となって流れ去ります．膵液の分泌も汗や唾液などと同様に外分泌とよばれます．

　それに対して，内分泌とは血液の中にホルモンを分泌することでしたね．今から 140 年ほど前までは，膵臓は外分泌腺としての機能しか知られていませんでした．ところが，ドイツのある医学生が研究で解剖した際に，外分泌細胞以外の細胞群を発見したのです．後に，その細胞群には発見者である彼の名前が付けられました．彼の名は，パウル・ランゲルハンス，当時 22 歳．この発見にちなんで，今でも膵臓の内分泌細胞群はランゲルハンス島（膵島）とよばれています．

　膵臓全体には，直径約 0.1mm のランゲルハンス島が約 100 万個存在しています．

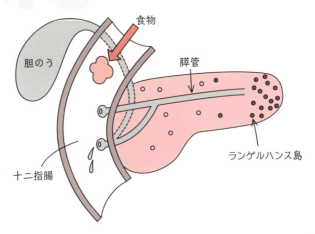

その細胞はおもに3種類あって，血糖値を上げるホルモンのグルカゴンを分泌するα細胞，血糖値を下げるホルモンのインスリンを分泌するβ細胞，そして，それらを抑制するソマトスタチンを分泌するδ細胞です．

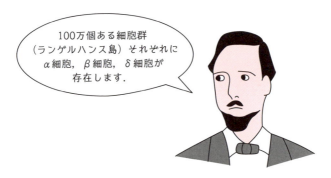

パウル・ランゲルハンス
(1847〜1888)

いかがでしたか？　外分泌と内分泌の違いについて理解できましたか？

さあ，次からは内分泌系に関する疾患のお話をしましょう．

甲状腺機能亢進症・バセドウ病

　バセドウ病という名前を聞いたことがあるかと思います．甲状腺の働きが異常に亢進してしまった病気です．甲状腺は体温を維持するなど，基礎代謝に関わる仕事をしています．働きすぎるとどうなるでしょう？
　体温が上がり，たくさん汗をかき，心臓は高鳴り，甲状腺が腫れてくる，そして，食べても痩せるといった症状がみられます．

　なぜ甲状腺の機能が亢進してしまうかを説明します．正常であれば，脳からの甲状腺刺激ホルモン（TSH）の働きかけで甲状腺ホルモン（T3・T4）が分泌されて，分泌量が増えると負のフィードバックシステムによって，今度は分泌量が抑制されるのでした．しかしバセドウ病は自分の甲状腺を異物だと認識してしまう自己免疫疾患で，甲状腺に対する自己抗体ができてしまいます．その自己抗体によって甲状腺が刺激を受け続けることにより，甲状腺ホルモンが過剰に分泌されてしまいます．本来であれば，下垂体前葉や視床下部が調節をしてくれるはずなのですが，自己抗体は上位のホルモンからの指示を無視して，刺激し続けてしまうのです．

　甲状腺ホルモンが過剰に分泌されて，心臓，中枢，肝臓，筋肉などの細胞の機能が高まるために，エネルギー代謝の亢進，酸素消費量の増加をきたします．特徴的な症状としては，メルゼブルグの3徴候といって，甲状腺腫，眼球突出，頻脈がみられます．また，心房細動などの不整脈や高心拍出量性の心不全を合併することもあります．

　その他の症状として，発汗過多，手指のふるえ，体重減少，下痢，イライラなどがあります．バセドウ病は20〜40歳代の妊娠可能な若い女性に多いことから，外見的変化も本人にとっては受け入れがたく，感情の障害もきたしやすいといえます．

　バセドウ病は，軽症のまま経過するものもありますが，ほとんどの場合が治療を必要とします．治療には，一般的に抗甲状腺薬を用います．場合によっては放射線ヨード治療や手術療法が行われることもあります．

　甲状腺の濾胞細胞内にある甲状腺刺激ホルモン（TSH）受容体に抗体が

できることによって，受容体はTSHが結合しているときと同様の変化を起こし，濾胞細胞を刺激して甲状腺ホルモンを出し続けます．

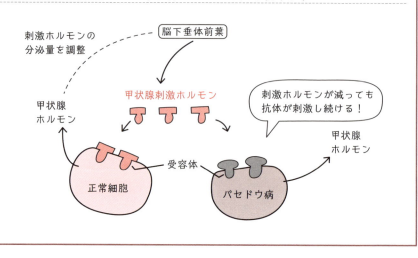

逆に，甲状腺の機能が低下する疾患には次のようなものがあります．

甲状腺機能低下症

　先天的に甲状腺ホルモンの分泌が低下し，身体と知能の発達が妨げられるものをクレチン症といいます．
　また，後天的に甲状腺機能低下症の症状が発展した典型的なものを粘液水腫（ねんえきすいしゅ）といいます．皮膚にゼリー状のもの（ムコ多糖類）がたまり，ムチムチとむくんだようになります．しかし，押しても痕（圧痕）は残りません．
　甲状腺機能低下症では，代謝が悪いので，寒がる，便秘，意欲が低下するなどの症状が現れます．

副腎皮質機能亢進症

　副腎皮質ホルモンの1つ，コルチゾールの分泌が増えすぎてしまう病気をクッシング症候群といいます．このうち，脳下垂体に副腎皮質刺激ホルモンを作ってしまう腫瘍ができることで，分泌が増えるものをクッシング病とい

います．
　副腎皮質ホルモンの働きを思い出しましょう．糖を作り出したり，血圧を上げたりする働きがありましたよね．ですから，このホルモンがたくさん分泌されてしまうと，高血圧になったり，血糖値が上がったりするのです．

●

　コルチゾールというホルモンは，ステロイド系に分類され，一般のホルモンと違って，おもに脂肪に近いもので構成されているという特徴をもっています（ほとんどのホルモンはタンパク質系のもので構成）．効果は高いのですが，リスクも大きいタイプだといえます．他の血糖値を上昇させるホルモン（＝グルカゴン，アドレナリンなど）は，蓄えておいたグリコーゲンを使って血糖値を上昇させますが，コルチゾールは，本来の糖とは違うタンパク質を分解して，糖を再合成するという性質があります．

●

　糖新生のためにタンパク質の分解や体脂肪の付き方が変わり，お腹がぽこんと出てきたり，肩が肉付きがよくなるなど，中心性肥満とよばれる体型になっていきます．また，ムーンフェイス（満月様顔貌）といって顔が丸くなる症状も特徴的なものです．

糖尿病

　現在たくさんの方が糖尿病に罹患しています．実際に医療機関で治療を受けている人は約270万人ですが，強く疑われる人を含めると約890万人にもなります．また，糖尿病の可能性が否定できない人は約1,320万人と推定されています．20歳以上の4.7人に1人は糖尿病の可能性があることになります．
　これだけ多くの人が関わっていますから，糖尿病は大変有名な病気です．しかしながら，糖尿病が膵臓の病気であることは意外に知られていません．膵臓は外分泌機能としては，アミラーゼ・リパーゼ・トリプシンなどの消化

酵素や電解質を分泌する機能があり，内分泌機能としては，β細胞からインスリン，α細胞からグルカゴン，δ細胞からソマトスタチンといったホルモンを分泌する機能がありましたね．ランゲルハンス島のβ細胞から分泌されるインスリンは，唯一血糖を下げるホルモンです．生命が誕生して40億年が経つのですが，人間をはじめとする生命体は，そのほとんどの期間を飢餓との闘いに費やし，十分な栄養を確保することは難しく，一生涯を通じて高血糖になることはなかったでしょう．そのため，血糖を下げる働きはインスリンだけで十分だったのでしょう．その一方で，血糖を上昇させるホルモンはたくさんある（グルカゴン，成長ホルモン，アドレナリン，コルチゾールなど）ことからも，生命体と歴史との深い関わりがわかります．

　血糖を下げる唯一のホルモンであるインスリンの分泌が低下したり（インスリン分泌不全），分泌されてもしっかりと作用しなかったり（インスリン抵抗性）して，インスリン不足が起こると血糖値が上昇します．それが糖尿病です．

　糖尿病には2つの型があります．自己免疫が発症に関与するものを1型糖尿病，関与しないものを2型糖尿病といいます．1型と2型は臨床像に明らかな違いがあります．

	1型糖尿病	2型糖尿病
発症年齢（好発）	小児期から思春期に多い	40歳以上
体格	正常かやせ形	肥満，肥満の既往あり
症状の発現	急激なことが多い	緩やか
インスリン分泌	高度障害	軽度〜中等度
急性合併症	ケトアシドーシス	高血糖高浸透圧症候群
経口糖尿病治療薬	無効	有効
インスリン注射	不可欠	時に必要

　さて何をもって糖尿病と診断するのでしょうか．糖尿病を診断する過程で必要な検査に，血糖値，HbA1c値を確認する血液検査があります．2010年に改正された日本糖尿病学会による糖尿病の診断基準を示します．

　初回検査で，次のいずれかを認めた場合は「糖尿病型」と判定します．

① 空腹時血糖値　126mg/dL以上

② 75g経口ブドウ糖負荷試験（OGTT）2時間値　200mg/dL以上

③随時血糖値　200mg/dL 以上

④ HbA1c（NGSP）　6.5% 以上

　別の日に行った検査で糖尿病型が2回以上確認されれば，糖尿病と診断されます．ただし，HbA1c 値のみの反復検査による診断は不可です．また，血糖値と HbA1c 値が同日に行われた採血で糖尿病型を示すこと（①～③のいずれかと④）が確認されれば，初回検査だけでも糖尿病と診断されるようになりました．つまり，今回の診断基準の改正によって，1回の検査で糖尿病の診断がつくようになったので，速やかに糖尿病と診断される人が増加し，適切なタイミングで早期介入が行われることが期待できます．早期に糖尿病の治療を開始することで合併症の出現を防ぐことが期待できます．

　糖尿病の症状には，高血糖，口渇，多飲，多尿，体重減少などがあります．病態に合わせて適切な治療を選択して血糖コントロールを図り，合併症を予防することが重要となります．

予防すべき合併症

急性合併症	高血糖による昏睡	糖尿病ケトアシドーシス	1型の糖尿病患者に多い．インスリンの絶対的欠乏により脂肪分解が促進し，ケトン体の産生によって昏睡に至る．
		高血糖高浸透圧症候群	2型糖尿病の高齢者に多い．感染や脱水を要因とする高浸透圧により極度の脱水をきたし，昏睡に至る．
	低血糖による昏睡	低血糖	インスリンや経口血糖降下薬などの作用により低血糖をきたし，自律・中枢神経症状を呈する．
慢性合併症	大血管障害		虚血性心疾患，脳血管障害，閉塞性動脈硬化症
	細小血管		網膜症，腎症，神経障害

　内分泌疾患は，ホルモンの正常な働きを理解したうえで，多すぎたり不足したりするとどうなるかを考えれば理解しやすいと思います．

それではここで内分泌系疾患の事例を紹介しましょう．実習に行ったつもりでイメージしてみてください．

事例　ストレスが引き金となりバセドウ病を再発したCさん

　Cさんは36歳の女性で，夫と2歳の長男の3人で暮らしています．20代の頃にバセドウ病を発症し，内服薬による治療の既往があります．ここ数年は病気が落ち着いていたため，内服もやめてとくに何もしていませんでした．現在Cさんは，長男を保育園に預け，午前中は近くの総合病院の医療事務をしています．仕事や子育てに毎日忙しい日々を過ごしていました．

　そんなある日，夫が仕事の都合でしばらく単身赴任することになり，近くに親類もいないCさんは1人で子育てをやっていけるか不安な気持ちでいました．夫が単身赴任した後もCさんは相変わらず忙しい日々を過ごしていました．

・・・・・・・・・・・・・・・・・・・・・・・・・・・・・・・・・・・・・・・

　Cさんは最近になって，非常に疲れやすくなっていることを感じていました．また，イライラして子どもにあたることも多くなりました．Cさんは夫が単身赴任したことで，自分への負担が多くなったからかなと思っていました．

　先日，職場で友人と食事をしていたときでした．友人から「Cさん，最近よく食べるね．以前はあまり食べないほうじゃなかったっけ？」と言われました．Cさんは食欲が亢進していることに自分でも気づいてはいましたが，体重はむしろ減少していました．

　その日は月末で仕事も忙しく，神経を集中させてパソコン入力をしていましたが，突然指先の振戦が出現しました．それと同時に動悸と息苦しさが起こり，Cさんは混乱してしまい仕事も手につかなくなってしまいました．Cさんは，20代の頃発症したバセドウ病の症状ではないかと感じ，その日のうちに自分の勤めている総合病院を受診しました．

・・・・・・・・・・・・・・・・・・・・・・・・・・・・・・・・・・・・・・・

⚠ **内服薬**

抗甲状腺薬には，チアマゾール（メルカゾール），プロピルチオウラシル（チウラジール，プロパジール®）などがあります．おもにチアマゾールがよく使われています．

⚠ **最近よく食べるね．体重はむしろ減少していました．**

バセドウ病の症状のひとつです．腸管の運動亢進によって食欲が亢進します．甲状腺機能亢進症により基礎代謝が上昇し，消費エネルギーが摂取エネルギーを上回っていることが多く，体重が減少することがあります．

⚠ **突然手指の振戦が出現**

神経や筋系も亢進しているために出現します．

⚠ **薬で症状を抑えることができます．**

抗甲状腺薬は，通常1日6錠から開始し（軽症の場合は3錠），甲状腺ホルモンの経過をみながら徐々に減量し，甲状腺機能が正常化して安定する量をもって維持量

Cさんを診察した医師は,「Cさん,甲状腺が少し腫れていますね（甲状腺腫）.脈も速く,1分間に120で頻脈です.ドキドキしていたでしょう? それに眼球突出といわれる症状もあるようです.甲状腺の機能が亢進していますね.バセドウ病の再発でしょう.最近,何かストレスになる出来事などがありましたか? でも大丈夫ですよ.薬で症状を抑えることができます」とCさんに話しました.Cさんは,夫が単身赴任してから子育てや仕事を一人で抱え込んでしまって,そのストレスがきっかけとなってバセドウ病が再発したものと思われます.

> とします.再燃予防のため数年間内服を続けます.

> ⚠ ストレスがきっかけとなってバセドウ病が再発したものと思われます.

> バセドウ病は,過労や心身のストレスが引き金となり,症状が出現することがあります.
> 薬物療法によって寛解するまで,個人差はありますが長期間を要します.自覚症状が消失した時点で内服を中断したり,飲み忘れたりすることで,たとえ寛解していても再発する可能性があります.定期的な通院が必要です.

事例　忙しいのを理由に糖尿病を放置していたDさん

　Dさんは50歳の男性です.離婚歴があり現在はひとり暮らしです.仕事は企業の営業をしています.日頃からストレスをためやすく,ついイライラしたり食べ過ぎてしまう傾向があります.Dさんは2年前の会社の健康診断で高血糖を指摘され,かかりつけの診療所で精査したところ,2型糖尿病と診断されました.当初は定期的に受診していたのですが,仕事が忙しく,ここ半年は放置していました.Dさんは気になってはいたものの,なるべく考えないようにして仕事に没頭していたそうです.

　そんなある朝,Dさんは何となく体がだるいと感じたため,熱を計ったところ37.8℃ありました.風邪でもひいたのかなと思いましたが,「仕事は休めない」と考え,そのまま出勤しました.勤務時間はなんとか乗り切りましたが,同僚が「おまえ大丈夫か? さっきから頻繁にトイレに行っているし,顔色も悪いみたいだけど」と声をかけてきました.Dさんは「風邪

> ⚠ 2型糖尿病

> 2型糖尿病は,インスリンの作用不足により慢性の高血糖と代謝異常を呈します.治療および看護としては,合併症を予防し,永続的に自己管理を行っていくための生活指導が重要となります.

> ⚠ 尿がたくさん出る.

> 高血糖状態になると血液の浸透圧が高くなります（血中のグルコース濃度の上昇）.グルコースの増加によって尿細管内の浸透圧が上昇し,高くなった尿細管の浸透圧を等張に保つため,ナトリウムと水の再吸収が減少し,尿量が増加します.これを浸透圧利尿といいます.

ひいたみたいでさ．体がだるくて食欲もないんだ．不思議なことに水分も飲んでいないのに尿がたくさん出るんだよ．でも大丈夫，今日は早く寝るから」と返事をしました．Dさんは帰宅後も体調がおもわしくなく，食事も受け付けない状態となり，そのまま眠ってしまいました．

　　翌朝，会社に出勤しないDさんを心配した同僚がDさん宅を訪問すると，意識がもうろうとなりながらDさんが玄関のドアを開けてくれました．そして，Dさんはその場で倒れこんでしまいました．慌てた同僚が救急車を呼び近くの総合病院に運ばれ，そのまま入院となってしまいました．
　　入院時のDさんは，意識レベルⅡ-20，白血球11,000/μL，血圧140/82mmHg，対光反射（＋），CRP12.3mg/dL，血漿浸透圧378/mOsm/L，血糖値680mg/dL，HbA1c9.7%でした．Dさんは高血糖高浸透圧症候群と診断され，直ちに点滴静脈内注射による速効型インスリン持続投与と輸液，血糖管理を行い病状は回復に向かいました．
　　Dさんは同僚に「今回は迷惑をかけてしまって申し訳ない．今後はきちんと糖尿病と向き合って生活していくよ」と話しました．Dさんは，退院に向けて運動療法や食事療法，インスリン自己皮下注射の指導を受けています．

　　Dさんはインスリン自己注射の指導を受けながら，「看護師さん，自分で注射するなんて情けないね．わからないこともたくさんあるし… これからどうなることやら」とやや落胆している様子です．
　　インスリンの自己注射は，「指示されたインスリンの種類を，正しい時刻に，正しい部位に，正確な量を，正しい注射方法」で実施することができ，かつそれを継続できることが必要です．自分自身の身体に注射をすることは，Dさんのように恐怖心や不安感を引き起こすことがあります．看護師は自己注射に対する患者の受け止め方を把握しながら指導を進めていく必要があります．

⚠ CRP

CRP（C反応性タンパク）は急性炎症を反映する検査です．CRPは体内での炎症や組織傷害の結果急増する「急性期相反応タンパク」で，炎症性サイトカインの作用により血中濃度が増加します．一般的な基準値は0.3mg/dLです．

⚠ 血漿浸透圧378/mOsm/L，血糖値680mg/dL

血漿浸透圧は約290/mOsm/Lで，Dさんは高血糖による浸透圧利尿の結果，血中グルコース濃度が上昇し，血漿浸透圧が上昇しています．

⚠ HbA1c9.7%

ヘモグロビンには酸素を運搬する働きがありますが，高血糖が持続すると，血中のブドウ糖がヘモグロビンに結合し上昇します．過去1〜2カ月前の平均血糖値と相関します．

⚠ 高血糖高浸透圧症候群

高血糖高浸透圧症候群は糖尿病の急性合併症で，高齢の2型の糖尿病患者に多いとされています．肺炎や胃腸炎，尿路感染などの感染が誘因となることがあります．

インスリンの自己注射では，目的や使用方法，副作用について，患者や家族，患者を取り巻く人たちにも理解してもらうことが望ましいといえます．

ワンポイント講座　インスリン自己注射の基本となるもの

①保存

未使用のものは冷蔵庫保存し，開封後（使用中）のものは室温で保存します．使用中のものを冷蔵庫で保存してしまうと，注射した際，刺激で痛みが強くなる可能性があるからです．

②注射部位

注射に適した部位は，上腕外側部，腹壁，殿部，大腿部などです．一般的には自己注射のしやすさ，吸収が安定していることから腹部が選択されます．また，毎回同じ場所に注射することなく，2〜3cmずつずらして注射します．同じ場所にばかり注射していると，皮下に脂肪萎縮や硬結が生じて，インスリンの吸収が悪くなり，血糖コントロールが乱れてしまうからです．

③低血糖の予防

低血糖を起こした場合は，いち早く自覚して適切な処置ができるように指導します．低血糖とは，一般的に血糖値が70mg/dL以下になった状態をさし，その症状には，冷汗，動悸，手足のふるえ，顔面蒼白，集中力の低下，気分の変調（イライラするなど）があります．血糖値が25mg/dL以下になった場合には，痙攣，深い昏睡などの重篤な症状が現れます．

④低血糖の対処法

低血糖の症状が出現した場合は，10〜20gの糖質を摂取します．具体的には，砂糖，ジュース，飴など，吸収の速い糖質を摂取します．経口摂取ができない場合には，50％グルコースの静脈内注射を行うこともあります．

運動療法や食事療法

2型糖尿病の治療は，病状に合わせて適切な治療を選択し，血糖コントロールを図ります．治療の基本となる食事療法と運動療法で血糖をコントロールできない場合は，経口血糖降下薬を服薬します．さらに，経口血糖降下薬の二次無効が生じた場合にはインスリン療法を導入します．

インスリン注射の目的

1型糖尿病にかぎらず，2型糖尿病患者の場合でも経口糖尿病治療薬で十分な血糖コントロールが得られない場合，妊娠，感染症の併発，手術時などは血糖コントロール目的でインスリン治療を行います．

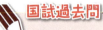

[問題1] 抗甲状腺ホルモン薬の副作用はどれか．**2つ選べ**．【第103回】

1. 多毛
2. 眼球突出
3. 中心性肥満
4. 肝機能障害
5. 無顆粒球症

次の文を読み［問題2］［問題3］［問題4］に答えよ．【第85回】

　48歳の主婦．長男は受験生，長女は会社員である．全身倦怠感，動悸，息切れおよび多汗を訴えて1カ月前に受診した．検査の結果，TSHの低下，フリーT_3とフリーT_4との上昇が認められ，甲状腺機能亢進症と診断された．チアマゾール（メルカゾール）の内服治療が開始された．今回の外来受診時に薬をほとんど服用していないことが判明した．落着きがなく，イライラしている様子がみられる．夜間は熟睡できず人生を悲観していると訴えている．もともと社交的で友人も多いが発病後は家にこもりがちである．夫は妻の病気に無関心である．

[問題2]
　今回の受診時のアセスメントとして**誤っている**のはどれか．

1. 体内の代謝が低下した状態である．
2. 内服薬の必要性に関する理解が不十分である．
3. 不眠，イライラなどの症状は原疾患に由来する．
4. 家族の反応が患者の不安を増強させている．

[問題3]
　看護で適切なのはどれか．
　a．体重減少に注意する．

b. シャワー浴をすすめる．
　　c. 読書をすすめる．
　　d. 水分の制限をする．
　　　1. a, b　　　2. a, d　　　3. b, c　　　4. c, d

[問題 4]
外来での指導として**適切でない**のはどれか．

1. 家族を交えた面談を行う．
2. 食事量制限の必要性を説明する．
3. 薬は続けて服用するよう説明する．
4. 家事は従来どおりに行ってよいと説明する．

※解答は p122 を参照

合格のポイント

フリー T_3，フリー T_4 とは…　血中甲状腺ホルモンとして T_3，T_4 を測定すると，甲状腺ホルモンの大半は血漿タンパク質と結合しています．血漿タンパク質の濃度が変化する状態（妊娠，ネフローゼ症候群，肝疾患など）では甲状腺機能に異常がなくても T_4 値は変化することを考慮しなければなりません．現在では，直接遊離甲状腺ホルモン（フリー T_4，フリー T_3）を測定できるため，これらを測定するのが一般的となっています．

次の文を読み[問題1][問題2][問題3]の問いに答えよ.【第102回】

　Aさん(54歳,女性)は,10年前に2型糖尿病と診断され外来受診を続けていた.今回血糖コントロールが不良となり,精密検査とインスリン治療を検討するために入院した.身長154cm,体重45kg,HbA1c9.0%.早朝空腹時血糖値178mg/dL,食事摂取の指示エネルギー量は1,400kcal/日である.

[問題1]
　入院初日.Aさんは看護師に「10年間頑張っていたつもりだったけど,やっぱり食べ過ぎていたのね」と話す.看護師の対応で最も適切なのはどれか.

1.「もう少し頑張れるとよかったですね」
2.「食品交換表の使い方を勉強しましょう」
3.「食べ過ぎていたかどうか一緒に確かめてみませんか」
4.「退院後はインスリンを使わなくてすむよう頑張りましょう」

[問題2]
　入院後5日.超速効型インスリンの自己注射が開始された.開始7日,Aさんがインスリン注射を忘れて,昼食を食べはじめていたところを看護師が発見した.看護師の対応で最も適切なのはどれか.

1. 食事を中断して血糖値を測定する.
2. 食事を中断してインスリン注射をする.
3. インスリン注射の必要性を再度詳しく説明する.
4. 今後は看護師が食前に注射をするよう声をかけると説明する.

[問題3]
　入院後2週.Aさんは血糖コントロールが改善してきたため,退院予定となった.退院後も毎食前に超速効型インスリンを使用する予

定である．Aさんが「家で低血糖にならないか心配」と話したので，退院前に外泊を行って血糖値の変化を確認することにした．外泊中の家での生活，血糖値および摂取エネルギーを表に示す．Aさんの低血糖予防として適切なのはどれか．

時間	行動	食前血糖値（mg/dL）	摂取エネルギー（kcal）
午前6時	起床	-	-
午前7時	朝食	104	350
午前10時	洗濯・掃除	-	-
午後0時	昼食	89	400
午後3時	買い物（徒歩）	-	-
午後7時	夕食	150	600
午後9時	入浴・テレビ	-	-
午後11時	就寝	-	-

1. 朝食前に飴をなめる．
2. 掃除を2日に1回とする．
3. 午前11時頃に補食をとる．
4. 夕食前の買い物は自転車で行く．

※解答はp123を参照

解答

p118の解答と解説

[問題1]　正解：4・5
1. ×　多毛は，ステロイドホルモン薬の副作用である．
2. ×　眼球突出は，甲状腺機能亢進症状のひとつである．
3. ×　中心性肥満は，ステロイドホルモン薬の副作用である．
4. ○
5. ○

　甲状腺機能亢進症（バセドウ病）のおもな治療は薬物療法で，抗甲状腺薬が使用される．抗甲状腺薬には，チアマゾール（マルカゾール），プロピルチオウラシル（チウラジール）などがある．一般的に前者のほうがよく用いられる．
　副作用として最も注意すべきものは顆粒球減少症で，他に，肝機能障害，発疹，蕁麻疹，関節痛などがある．

[問題2]　正解：1
1. ×　甲状腺機能亢進症の事例であるから，全身の代謝が亢進する．
2. ○　抗甲状腺薬は初期大量投与から開始し，甲状腺のホルモン量を確認しながら徐々に減量し，数年間内服を持続する必要がある．
3. ○　甲状腺中毒症状には，中枢神経を亢進させ，怒りっぽくなるなどの症状がある．
4. ○　家族のサポートが患者を支えることを理解してもらえるよう，家族へかかわることが重要である．

[問題3]　正解：1
a. ○　代謝亢進によるエネルギーの消耗に伴い，体重が減少する．
b. ○　発汗が多いため，シャワー浴をすすめるとともに，寝衣や寝具を小まめに交換する．
c. ×　精神的なイライラは疾患によるものであるから，読書で解消できる可能性は低く，静かにリラックスできる環境をつくることが重要である．

第5章　内分泌系　123

　　d.　×　発汗による脱水が生じやすいため，水分摂取を促すことが重要である．

[問題4]　正解：2
1. ○　家族にも疾患について正しく認識してもらうことが重要である．
2. ×　代謝が亢進しているため，量を制限する必要はなく，高エネルギー・高タンパクで栄養バランスのとれた食事が必要である．また，ヨードを含有する食品の摂取は控える．
3. ○　薬に対するコンプライアンスを高める．
4. ○　家事は，疲労しない程度に休みながら行うよう指導する必要があるが，従来どおり行える．

p120の解答と解説

[問題1]　正解：3
1. ×　Aさんは「10年間頑張っていたつもり」と言っているため，Aさんの努力をまずはねぎらうことが大切である．
2. ×　10年前に発症していることから，すでに食品交換表の使い方については知識があると考えられる．
3. ○　患者とともに食生活を振り返り，血糖がコントロールできていない原因を探り，今後の食生活について考える．
4. ×　インスリンを使わないことを目標とするのではなく，血糖値をコントロールできるように生活を見直していくことが大切である．

[問題2]　正解：2
1. ×　通常，食事の直前に血糖値測定とインスリン注射を行うが，インスリン注射を忘れているので血糖値は測定しない．
2. ○　正常では，血液中に少量のインスリンがつねに分泌されており，これを基礎分泌という．さらに食後に血糖値が上昇すると大量のインスリンを追加分泌することで，血糖値は常に一定となるよう調整されている．超速効型インスリンは，正常な食後のインスリン追加分泌パターンと同様にな

るようつくられたインスリン製剤で，食事直前に注射することで，食後の血糖値の上昇を抑えるはたらきがある．注射してから効果が出るまでが5分〜10分と非常に速いのが特徴である．昼食を食べはじめたばかりなので，中断してインスリンを注射することが必要である．
3. × 注射が優先される．
4. × 自己管理に向けて支援を行うことが重要である．

[問題3] 正解：3
1. × 朝食前の血糖値は104mg/dLと基準値内であるから，飴をなめる必要はない．
2. × 掃除を行った後の血糖値はやや低めではあるが基準値内である．掃除の回数を減らす必要はない．
3. ○ 朝食後に洗濯・掃除を行うと，昼食前の血糖値は89mg/dLとなっている．基準値内ではあるがやや低値であることから，午前11時頃に補食をとるとよい．
4. × 徒歩で買い物に行った後の血糖値は150mg/dLであるため，自転車に変更する必要はない．

第6章

腎・泌尿器系

第6章 腎・泌尿器系

　私たちの身体は約60%，つまり身体の半分以上は水分なので，非常に柔らかい存在であるともいえます．この水分のことを体液といい，この体液の状態は私たちの「内部環境」のひとつです．

　生まれたばかりの赤ちゃんは80%が水分なのですが，高齢になると50%くらいまで減ってしまいます．悲しいけど，若いときほどお肌もみずみずしいですよね．

　それでは，この内部環境を調節する仕組みについてお話しします．

　私たちは栄養と酸素を取り込んで，それをエネルギーに変えて生きているのでしたね．そう，代謝の仕組みを思い出してみましょう．

　代謝によって内部環境は絶えず変化します．しかし，身体にとってはいつも一番良い状態であることが望ましいので，内部環境を一定に保つことがとても重要なのです．常に一番良い状態を維持することを**恒常性**，あるいは**ホメオスタシス**といいます．

　水槽の魚をイメージしてください．水槽の中にえさをまくと，魚はえさをパクパクと食べますが，一部のえさは水に溶けます．そして，えさを食べた魚は水中にフンを排泄します．このようなことが繰り返されると，水槽の水はだんだんと汚れてきますので，定期的に水をきれいにする必要があります．私たちの身体もこれと同じで，体液中に不要な物がたまります．そこで，腎・泌尿器系が血液中の不要な物質を尿として排泄することを中心に，体液を常に一番良い状態に維持する役目を担っているのです．

　腎・泌尿器系は，一般的に腎臓から始まり，尿管を経由して，膀胱，尿道までをさします．

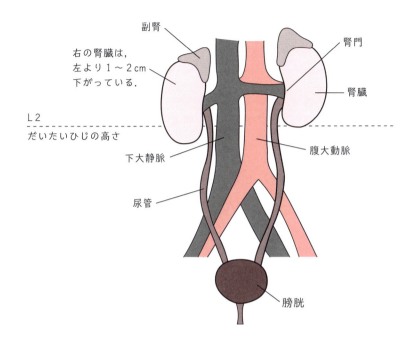

腎臓の形はカワイイ　ソラマメ形

　それでは腎臓の仕組みからみていきましょう．

　腎臓は泌尿器の主役で，長さは約10cm，重さは約100gくらいです．少し小さい石けんのような，ソラマメのような形をしています．位置は第2腰椎（L2），ちょうどみなさんのひじのあたりの高さにあります．左右1つずつ（1対）ある臓器で，腹膜の後ろにあって（後腹膜器官）後腹壁に張り付いています．左右の腎臓の高さは異なります．なぜなら右には内臓で一番大きな肝臓があるので，右の腎臓のほうが左の腎臓よりも1～2cm下がっているのです．腎臓には内側が少し凹んでいる**腎門**という部分があり，そこから腎静脈，腎動脈，そして尿管が出入りしています．

　腎臓には，心臓が送り出す血液全体の実に23％，すなわち身体全体の約4分の1の血液が流れ込んでおり，その量は何と1分間に1Lにも及びます．そして，

血液中の不要な成分を抽出して尿を作り出し，これを尿管を経由して膀胱に運んで，排尿しています．腎臓の表面は**皮質**，その奥が**髄質**，そしてさらに**腎盂（腎盤）**という空間が広がり，これが直接尿管へとつながっていきます．

 合格のポイント

> 腎臓は後腹膜器官，つまり腎臓は腹腔内にはない．
> 腎臓は外部から順に，皮質・髄質・腎盂で構成されている．

腎臓　200万台の機械が働いている

それでは具体的に腎臓の仕組みをみていきましょう．

腎臓には，片側約100万個，左右合わせて約200万個もの**ネフロン**があります．ネフロンは大きく分けて，**腎小体**と**尿細管**の2つの装置から成り立っています．

腎皮質には，毛細血管をボール状に丸めたような形をした**糸球体**という装置と，それを覆う**ボーマン嚢**があり，これらをまとめて腎小体とよびます．そして，この腎小体の1つひとつに尿細管という管がつながっておもに腎髄質を走行しています．

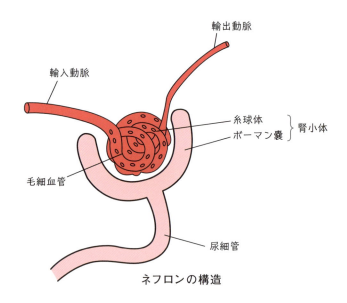

ネフロンの構造

糸球体でいったん濾過された血液を**原尿**といいます．ボーマン嚢に集められた原尿は腎小体側から順番に，近位尿細管→髄質内に入り込んでいき，ヘンレループでUターンして遠位尿細管と続き，腎皮質に戻って集合管に合流します．

　このように尿細管の中を流れながら，身体にとって必要なものを再び血液中に戻します．これを**再吸収**といいます．そして，本当に不要なものだけを腎盂から尿管へと送り出し，これを排尿しています．

　腎臓に送られる血流量は毎分約1Lですから，1日にすると約1,440L（1.44t）にもなります．ここから約150Lもの原尿が作られます．しかし，そのうちの実に99%は血管に再吸収されているのです．したがって私たちが排尿している量は，毎日約1.5L程度です．

 合格のポイント

腎臓に送られる血液は，1日に1,440L
⇩
濾過される原尿は，150L
⇩
再吸収後の尿量は，1.5L（原尿の99%が再吸収される）

　糸球体に入る細動脈を輸入動脈といいますが，糸球体から見れば，他の国から血液を輸入しているといった感じです．この進入部には**傍糸球体細胞**が存在し，この細胞から血圧の上昇に関わるレニンという物質が分泌されます（レニンについては第5章の内分泌を参照してください）．ところで，輸入動脈と輸出動脈では太さが違います．輸入動脈のほうが太くて，輸出動脈のほうが細いんです．だから，途中で流れが悪くなって渋滞が起こります．実は，あえてこうすることで，ていねいに濾過できるようになっているのです．

濾過と再吸収の2段階方式

　では，腎臓はどのように血液を濾過しているのでしょうか．

　腎臓が血液を濾過（＝濾す）してきれいにする仕組みは大きく2段階に分けることができます．まず，血液中の大半の成分を原尿として一度濾過して（1段階

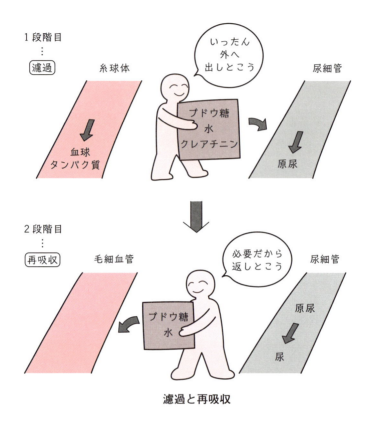

濾過と再吸収

目),その後必要なものを再び血液に返す(2段階目)という方法をとっています.

糸球体の血管壁はフィルターのような構造をしているので,血液が糸球体を流れる際,血漿成分のうち分子量が小さいものは濾過されて,大きいものは濾過されずに糸球体の中を通り過ぎていきます.濾過されない大きな分子は,具体的には,血球やタンパク質(アルブミン,グロブリン,フィブリノゲン)です.ですから,赤血球やアルブミンといったタンパク質は原尿には入っていません.

原尿は尿細管へと流れ,原尿の成分の大部分が周辺の毛細血管に再び吸収されます.当然再吸収の対象となるのは私たちにとって必要な成分です.具体的には,ブドウ糖とアミノ酸はすべて,水は全体の約99%,他にはナトリウムイオン(Na^+)

等の無機塩類（ミネラル）が再吸収されます．
① **濾過されないもの（＝原尿に含まれないもの）**
　　…　おもに血球とタンパク質
② **再吸収されるもの（＝人体にとって必要なもの）**
　　…　ブドウ糖（100％），アミノ酸（100％），水（99％），
　　　　他に，ナトリウムイオン（Na^+）等の無機塩類（ミネラル）

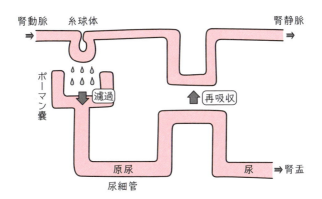

　このように，「いつも血液をきれいに」「また一定の塩分の濃さで」などの恒常性を維持するために，日夜腎臓は頑張っているのです．
　もし腎臓が働いてくれなければ，誰かが代わりに血液をきれいにしてあげなければなりません．これが**人工透析**です．

腎機能のバロメーター　クレアチニンと BUN

　腎機能の指標として測定される検査項目に，**クレアチニンと BUN（尿素窒素）** があります．これらの物質は，とくに糸球体の働きを調べるために用いられます．
　尿から排泄されるさまざまな老廃物は，多くの場合，糸球体と尿細管の両方の働きに密接に関わっています．しかしクレアチニンだけは，糸球体でいったん濾過されると，尿細管では再吸収も分泌もされないため（つまり，尿細管とは関係がないため），糸球体だけの機能（濾過機能）を調べるのに都合がよいのです．
　そんなわけで，腎臓の検査というと，まずはこのクレアチニンと BUN が最優先

で測定されています．（注意：厳密にいうと，BUN は尿細管でごく一部が再吸収されます．）

　では，このクレアチニンと BUN はそもそもどのような物質なのでしょう．

　クレアチニンは，骨格筋の中に含まれているクレアチンからつくられる最終代謝産物です．骨格筋は女性に比べて男性のほうが発達していますから，クレアチニンの量も，いくぶん男性のほうが高めとなります（基準値：男性 0.7 〜 1.2mg/dL，女性 0.5 〜 0.9mg/dL）．

　筋肉で産生されたクレアチニンは，体内ではもうこれ以上利用されないため，腎臓の働きが正常であれば速やかに糸球体から濾過されて尿中に捨てられます．ところが，腎臓，とくに糸球体の濾過機能が低下すると，本来は身体の外に捨てられるはずのクレアチニンが捨てられずに身体の中にたまり，血清クレアチニンの値が上昇します．クレアチニンが体内に貯留すると，実際に尿毒症を引き起こす尿毒症物質も比例して増加しますので，クレアチニン値を測定することは，これらの尿毒症物質を間接的に測定していることにつながります．血清クレアチニンや BUN を測定する第一の意義は，ここにあるといえます．

　腎機能を知るうえで，もう 1 つおさえておきたいことが BUN（Blood Urea Nitrogen，尿素窒素）です．尿素窒素というと，「尿」という文字が使われていることから，一見すると腎臓で産生されるように思われますね．でも，尿素窒素が作られる場所は肝臓なのです．体内でタンパク質が分解されるとアンモニアが産生されますが，生体にとってアンモニアは非常に強力な毒物です．そのため，体内に生じたアンモニアはいち早く無毒化しなくてはなりません．この役目を果しているのが肝臓なのです．

　肝細胞の中にはオルニチン回路（別名，尿素回路）という，非常に複雑な化学工場があり，アンモニアはこの回路の中で尿素に変えられます．いったん変えられた尿素は生体にとってほとんど必要がないことから，やはり速やかに腎臓から排泄されていきます．ですから，この BUN もクレアチニンと同じように，腎機能の低下が起こると，その値は上昇します．

　尿素の基準値はおおよそ 17 〜 42mg/dL ですが，実際に測定されるのは尿素の中に含まれている窒素成分のみ（これを BUN というのです）ですから，BUN としての基準値は 8 〜 20mg/dL ということになります（参考：BUN は尿素量 ÷ 2.14 で求められます）．

ただ，BUN は腎臓が悪くなくても，高タンパク食の摂取で高値を示します．つまり食事の影響を受けることから，正確な糸球体機能を反映しているとはいえません．したがって，より正確な腎機能を知るためには，血清クレアチニン値の測定が必須条件となります．

膠質浸透圧って何者？

　膠質浸透圧の膠質って何のことでしょう？　「膠」という漢字は「にかわ」と読みます．膠は，今のように接着剤がなかった時代に，いわゆる「のり」の代わりとして用いられた必需品でした．いのししや熊といったけものの骨や皮などを煮ると，ゼラチンが主体のドロドロ・ネバネバの液体になります．昔はこれを接着剤として使っていたのです．

　実は，私たちの血液中の**アルブミン**というタンパク質がこれと同じような成分で，あたかも膠のような性状を示すため「膠質」とよばれています．私たちの身体の中を脈々と流れる血液は，一見するとサラサラ状態のように思われますが，アルブミンが含まれていることから，実際はかなり粘性の高い液体です．そして重要なことは，血液の中に含まれるアルブミンには，血液中の水分を引き付ける働きがあるということです．

　組織にある毛細血管は，いわば「ストッキング」のような構造なので，サラサラの液体が流れれば，通常なら血管の外へ漏れ出してしまいます．ところが，血液中に含まれるアルブミンが一生懸命頑張って水を引き付けてくれるので，水分が血管壁の外，すなわち組織に漏れ出ることを防いでくれているのです．このように，アルブミンが持っている「水を引き付ける力」のことを膠質浸透圧といいます．

　では，ここでみなさんに質問です．もし，血液中のアルブミンが少なくなってしまったらどんなことが起こるでしょうか？　通常，血液中のアルブミンの濃度は 4.5〜5.5g/dL ほどですが，ネフローゼ症候群（p140 を参照）などが原因で低アルブミン血症が起こると，当然水分を引き付ける力である膠質浸透圧が低下します．すると，血管内の大量の水分が組織に漏れ出すことになり，組織が水浸し状態となってしまいます．組織に水分が貯留すると皮下組織にも水分がたまり，やがてこれが浮腫（むくみ）となるわけです．

一口に浮腫といってもいろいろなタイプがありますが，膠質浸透圧の低下によって起こる浮腫は非常に重要です．もちろん国家試験にもよく出題されますので，しっかりと覚えておきましょう．

　さあ，次からは腎・泌尿器系に関する疾患のお話です．

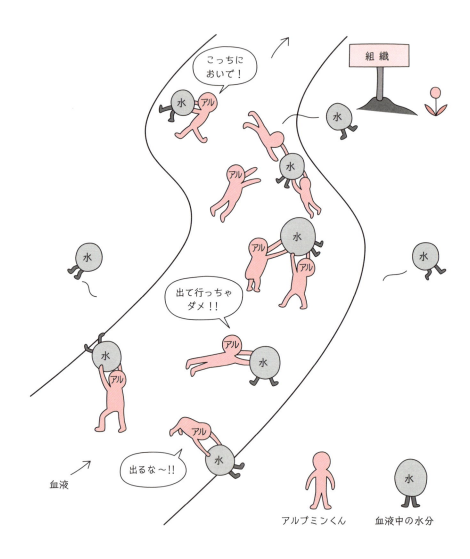

「おしっこが出なくなる」ということ　腎臓病

　私たちにとって「おしっこをする」ということはどういうことでしょうか．考えてみましょう．

　「おしっこ」つまり尿は，そのほとんどが「水」ですよね．ですから，私たちにとって尿が出るということは，身体の中の余分な水分が外に捨てられる，ということを意味しています．また一方で，尿の中にはたくさんの老廃物が含まれていますから，尿が出るということは体内の老廃物を外に捨てるということにもつながります．いずれにしても，腎臓が正常に働いているかぎり，私たちはふつうに水を飲み，そしてふつうにトイレに行って用を足すといったごく当たり前の生活を送ることができるのです．ところが，もしこの「当たり前」の生活ができなくなったとしたら，いったい私たちの身体にはどのようなことが起こるでしょうか．

●

　実は「尿が出る」という，誰にとっても当たり前の現象が失われてしまう病気が，これからお話する腎臓病です．一口に腎臓病といってもさまざまな病気が含まれますが，とくに腎臓の働きが著しく低下または消失した病態を腎不全とよんでいます．

　腎不全になるとどのようなことが起こりますか？　当然，尿は出なくなり，身体には余分な水分と老廃物がたまっていくことになります．健康人であれば，1日に約1.5Lの水と数十gの老廃物が尿として捨てられますが，それがほぼ身体の中に残ってしまうことになります．

　そうなると，まず第一の症状としては身体に余分な水分が貯留する浮腫が現れてきます．第二の症状としては，有害な老廃物が身体に増加する尿毒症の症状が現れてきます．

なぜ尿が出なくなる？ 腎不全のメカニズム

では，なぜ腎臓病になると尿が出なくなるのでしょうか．これについては，完全に解明されているわけではありませんが，おおよそ，次のように考えられています．

　腎臓で尿が作られる場所は糸球体でしたね．糸球体を顕微鏡で観察してみると，糸球体の血管壁には非常に小さい小孔が多数開いているのがわかります．糸球体に血液が流れると，血液中の水分や老廃物がこの小孔を通って尿細管に集められ，これが私たちの「尿」になるわけです．このように分子量が小さい水や老廃物が糸球体の小孔を通って尿細管のほうに濾されていく現象のことを濾過とよびます．

　実は，健康な糸球体でこの濾過が行われるには，もちろん血管壁に小孔が開いていることが必須条件となりますが，もう1つ，糸球体から水や老廃物を尿細管側に押し出す力，すなわち血圧の助けが必要になります．ですから，もし何らかの原因で血圧が低下すると濾過ができなくなり，結果として尿を作ることができなくなります．この状態も腎不全です．

●

　血圧の低下によって起こる腎不全は，出血や脱水などによって，急激に発症してくるものが多く，これを急性腎不全といいます．これに対して，糸球体に炎症病変があって，これが長く続いていると，血小板やコラーゲンが糸球体の中に析出して血管を塞いでしまいます．そうなると，血液は糸球体の中を流れなくなりますので，尿も出なくなります．これを慢性腎不全といいます．

　いずれにしても腎不全になると，本来は尿に捨てられるはずの老廃物が体内にたまってくるわけですから，これらに起因するさまざまな症状が現れます．ここでは，腎不全，とくに慢性腎不全の症状を4段階に分けて説明したセルジンの病期分類をもとに，腎不全の症状をまとめておくことにしましょう．

セルジンの病期分類

第1期（腎予備力減少期）
　ネフロンの50％が機能不全に陥った状態です．ただし，まだこの時期には残っている正常のネフロンがフルパワーで働くため，代償機能が十分に保たれて症状はほとんど現れません．この時期には糸球体濾過量（1分間で濾過される原尿の量，正常値は約100mL/分）は50mL/分以上に保たれます．

第2期（代償性腎不全期）
　この時期になると，糸球体濾過量が50〜30mL/分に低下してくるため，とくに昼間，活動時における尿量の減少が現れます．ただし，昼間の尿量減少を夜間に補う代償機能が働くので，夜間はむしろ多尿となることが多くなります．
　一方，糸球体濾過量の減少を反映して，老廃物が体内にたまりはじめ，BUN（尿素窒素）の軽度上昇（基準値は8〜20mg/dL），クレアチニンの軽度上昇（基準値は男性で0.7〜1.2mg/dL，女性で0.5〜0.9mg/dL）などが徐々に起こりはじめます．また，この時期からエリスロポエチンの産生が阻害されはじめるので，軽度の貧血がみられるようになります．

第3期（非代償性腎不全期）
　さらに腎機能が低下し，糸球体濾過量は30〜10mL/分に落ち込みます．尿量の減少と同時にBUNやクレアチニンの高度上昇がみられ，貧血もより高度になります（高度の貧血）．また，この時期には水素イオン（H^+）の排泄障害が起こるので，血液（体内）が酸性に傾くアシドーシスが起こります．さらにカリウムやリンなどの電解質の排泄障害も目立ちはじめます．とくにカリウムの排泄障害による高カリウム血症は心停止などの重篤な症状をもたらします．

第4期（尿毒症期）
　いよいよ腎不全の末期症状が出現しはじめる時期です．著しい尿量の減少をきたし（糸球体濾過量は1ケタ台〜0となる），体内にはアンモニアをはじめとするさまざまな有害物質（老廃物）が貯留して，頭痛，吐き気，呼気のアンモニア臭，昏睡等のいわゆる尿毒症症状が現れます．ほんの数十年前までは，尿毒症患者さんの大半が死亡していましたが，現在では「血液人工透析」や「腎臓移植」の普及により，単に延命するだけでなく社会復帰も可能になりました．

ワンポイント講座　**アシドーシスとは**

　私たちの血液は弱アルカリ性といわれています．一般的にいうと，アルカリ性は「苦い」，酸性は「酸っぱい」というイメージが当てはまります．血液は苦くも酸っぱくもないわけですから，「酸性でもなく，かといって完全なアルカリ性でもない」ということになります．

　私たちの血液の正常pHは7.35～7.45（pH7が中性）の範囲に調節されています．しかし，私たちの身体は食べたり飲んだり排尿したりすることで，身体の中の環境が刻々と変化しています．とくにpHの値に大きく影響を与える因子が2つあります．それは，二酸化炭素と重炭酸イオンです．

　二酸化炭素（CO_2）は身体を酸性側に傾け，重炭酸イオン（HCO_3^-）は身体をアルカリ性側に傾ける作用があります．たとえば，HCO_3^-が身体の中に増えれば，その分だけ身体はアルカリ性に傾きます．逆に，HCO_3^-が減少すれば，身体をアルカリ性にするための物質が少なくなるわけですから，必然的に身体（血液）は酸性に傾いていきます．基準値のpH（7.35～7.45）よりも血液が酸性に傾いた状態をアシドーシス，逆にアルカリ性に傾いた状態をアルカローシスといいます．

　実は，腎臓が悪くなると，身体の老廃物である水素イオン（H^+）が排出できず，体内に蓄積していきます．H^+は毒性が強いので，身体はこのH^+を無毒化するため，HCO_3^-をたくさん使って水に変えます．結果としてHCO_3^-の量が減少するので，血液はアシドーシスになるわけです．腎臓の機能が低下するような疾患，とくに慢性腎不全は，このような理由からアシドーシスを起こすわけです．

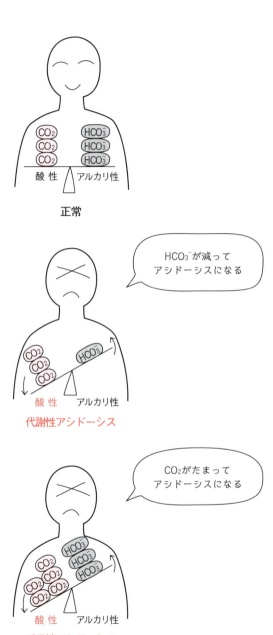

蛋白尿が止まらない　ネフローゼ症候群

　鉄筋コンクリートでできているビルは，鉄筋の数が多ければそれだけ頑丈ですよね．同じように，私たちの身体はタンパク質でできていますから，タンパク質が多ければ丈夫といえます．このように，身体を作っているタンパク質ですから，捨てるわけにはいきません．
　ところが，このタンパク質が腎臓を流れるときに，途中のフィルターが故障していると，そこからタンパク質がこぼれてしまい，尿と一緒に捨てられてしまう病気があるのです．これをネフローゼ症候群といいます．

　一般的にネフローゼというと，小児に起きる真性ネフローゼ（リポイトネフローゼ）をさしますが，慢性腎炎の経過途中に起きる成人のネフローゼもあります．いずれにしても，その診断基準は下記に示すとおりです．

ネフローゼ症候群の診断基準

尿蛋白：3.5g/日以上が持続
低アルブミン血症：血清アルブミン値 3.0g/dL 以下
　　　　　　　　（血清総タンパク 6.0g/dL 以下も参考になる）
浮腫
脂質異常症（高コレステロール血症）

●

　小児のネフローゼの原因で最も多いものが微小変化群といわれる病態です．通常の腎炎の場合，糸球体の血管が傷ついて破損していることが多いのですが，このタイプのネフローゼでは，血管にはほとんど変化がみられないのに，大量のタンパク質が血管から漏れ出してしまうことが特徴です（そのメカニズムは，糸球体血管を構成する基底膜の変化にあるといわれていますが，あまり詳しいことはわかっていません）．
　1日に，3～4gにも及ぶタンパク質（とくにアルブミン）が尿中に捨て

られてしまうので，当然，身体の中のタンパク量が激減し低タンパク血症が起こります．血液中に含まれるアルブミンは血管内に水分を引き込んで，組織内の水分量を調節する働き（これを膠質浸透圧の調節といいます，p133を参照）がありますから，低タンパク血症になると，この調節ができなくなり組織内の水分が増加します．これがいわゆるネフローゼ性の浮腫ですね．

●

　もう1つの問題は，低タンパク血症が原因で引き起こされる脂質異常症です．ネフローゼの際になぜ脂質異常症になるのかはいろいろな説がありますが，「肝臓が減少したアルブミンを補うために脂質も一緒に増産されるから」というのが現在の有力な説です．

●

　治療法は，小児，成人どちらのネフローゼにおいても，副腎皮質ステロイド剤による薬物療法と低タンパク・高カロリー食による食事療法が中心になります．かつては，減少したアルブミンを補うために高タンパク食治療が行われていましたが，現在では，過剰なタンパク質摂取がかえって腎機能を低下させることから，高タンパク食にはしていません．

それではここで腎・泌尿器系の事例を紹介しましょう．実習に行ったつもりでアセスメントしてみてください．

事例　ネフローゼを克服し看護師の道を志すKくん

　Kくんは10歳，元気な男の子です．何よりも身体を動かすことが大好きで，週末は町のサッカークラブに通っています．学校から帰って来るとランドセルを放り投げるやいなや友達とサッカーの練習に出かけます．Kくんは誰が見ても健康優良児そのものでした．

　そんなKくんの身体に異変が現れたのはその年の冬のことでした．その異変に最初に気がついたのは，たまたまKくん宅を訪れたおばあちゃんでした．「あら，Kちゃん，ちょっと見ない間に少し太ったわね」Kくんはちょうど成長期．そろそろ身体もガッチリしてくる頃です．「太ったのは，たくましくなってきたせい」と，この時はKくんのお母さんも，さほど気にはかけませんでした．
　しかしKくんの身体には，静かに，そして着実に病魔の手が忍び寄っていました．

　木枯らしの吹くある寒い朝，なかなか起きて来ないKくんが心配になり，お母さんが様子を見に行くと，部屋のベッドの上でKくんが苦しそうにうずくまっていました．Kくんは顔がパンパンに腫れて，まるで別人のような様相に変わっていました．「どうしたの！？」「お母さん，なんか目が開かないよ」
　これはただごとではない．お母さんはKくんを連れて，慌ててかかりつけ医を受診しました．いつもなら，ニコニコと笑みを浮かべて診察する医師の表情がいつもと違うことに不安を感じたそうです．そして，医師から発せられた言葉にお母さんは耳を疑いました．「すぐ入院してください．このままだと大

変なことになります」

　Kくんは，その日のうちに入院となりました．検査の結果，尿蛋白5.4g/日，血清総タンパク5.1g/dL，血清総コレステロール298mg/dL，血清アルブミン2.3g/dLを示し，高度な浮腫とともに低タンパク血症と高コレステロール血症を伴ったネフローゼ症候群と診断されました（その後の腎生検では，微小変化型ネフローゼと診断されました）．直ちに薬物療法を中心とした治療が開始され，Kくんの闘病生活が始まりました．プレドニゾロン（副腎皮質ステロイド薬）1mg/kg/日投与によるステロイド療法が開始され，また，塩分制限，タンパク質1.5g/kg/日，エネルギー40kcal/kg/日による食事療法も並行して行われることになりました．

･･

　高度の浮腫による腹水で，ほとんど食事をとることができなかったKくんですが，薬の効果が現れはじめると，食欲も回復し，病状は少しずつ回復に向かいました．ただ一方で，Kくんの身体にはステロイド薬の大量投与による副作用が現れはじめていました．頬がふっくらと膨らんだ満月様顔貌（ムーンフェイス）や食欲亢進，手足は痩せているのにお腹だけが太ってしまう中心性肥満，皮膚に赤い亀裂が入る皮膚線状などの症状です．友人たちがお見舞いに訪れた時も，他の人と見間違うほどKくんの容姿は変わっていたそうです．

　Kくんにとって闘病生活は，つらく苦しいものでした．でも，そんなKくんの気持ちを理解し，そばでいつもKくんを励まし続けてくれたのが病棟の看護師さんたちでした．時にはKくんのお姉さん役，時には学校の先生役，そしてKくんが寂しい時には母親役に徹し，Kくんを支え続けてくれたのです．そんな看護師さんや医療スタッフの優しさに触れながら，甘えん坊だったKくんは多くの大切なことを学んだようでした．

　その後，何回か再発を繰り返したものの，次第に症状が安定し尿蛋白が（－）になった頃，Kくんの退院が決まりました．退院当日の朝，病院の玄関でお世話になった看護師さんたちに見送られ元気に手を振るKくんの顔は，いつの間にか大人びて見えました．

❗ 腎生検

腎臓に直接針を刺すことで組織の一部を採取し，顕微鏡を用いて組織のタイプを調べます．腎炎の種類や予後などがわかります．

❗ プレドニゾロン

副腎皮質ステロイド薬のひとつで，ネフローゼ症候群の治療に使われます．ただし，有害反応がみられることが多いので観察することが重要です．

❗ 浮腫

ネフローゼでは，アルブミンの減少により膠質浸透圧が低下し，重度の浮腫をきたします．

❗ 微小変化型ネフローゼ

光学顕微鏡レベルで腎生検を行っても糸球体にほとんど基質的は変化がみられない場合，「微小変化型」と診断されます．一般的に小児のネフローゼに多く，かつては「真性ネフローゼ」とよばれていました．

あれから10年が経ち，病棟のナースセンターに1枚の写真が送られてきました．差出人はかつて入院していたあのKくんでした．写真には，ちょっとすました格好でポーズをとる白衣姿のKくんが写っていました．
　彼は今，看護学生となり，看護師への道を志していました．かつて看護師さんたちがいつも支えてくれたように，今度はKくんが傷ついた患者さんの心と身体をしっかりと支えてくれることでしょう．
　いつも緊張が張り詰めているナースステーションに，つかの間の笑顔がこぼれました．

国試過去問

次の文を読み［問題1］［問題2］［問題3］に答えよ．【第92回】

　E君，2歳6カ月の男児．浮腫，下痢，貧血および蛋白尿で近医より紹介され，ネフローゼ症候群と診断された．血液検査でHb8.0g/dL，血清総蛋白3.5g/dL，X線撮影で胸水の貯留を認めた．初期治療として，25％アルブミンの点滴静脈内注射と利尿薬の静脈内注射とが開始された．その後，副腎皮質ステロイド薬の服用が開始された．

［問題1］
　E君に25％アルブミンの点滴静脈内注射をすることによって，即時的な改善が**期待できない**症状はどれか．

1. 浮　腫
2. 貧　血
3. 下　痢
4. 胸　水

[問題 2]
　入院 3 日の夕方，母親は妊娠中のため付き添いを中止し，E 君が入眠後帰宅した．E 君は目覚めた後，母親がいないことに気がついて大泣きし，遊ぼうとする看護師の手を払いのけ，どの看護師も近づけなかった．E 君の反応は J. ロバートソンらによる「乳幼児が母子分離入院した場合に示す反応」のどれか．

1. 抗　議
2. 絶　望
3. 否　認
4. 決　別

[問題 3]
　入院 7 日から尿のおもらしが始まった．母親から「トイレットトレーニングが終わっているのに，最近おもらしが増えてもとに戻ってしまった．入院中のトレーニングはどうしたらよいでしょう」と相談を受けた．看護師は母親の気持ちを受け止めながら次のように話した．適切なのはどれか．

1. 「さっそく始めましょう」
2. 「下痢が止まったら始めましょう」
3. 「E 君の気持ちが落ち着くのを待ちましょう」
4. 「入院中は止めておきましょう」

※解答は p146 を参照

解答

p144の解答と解説

[問題1]　正解：2

1. ○　ネフローゼ症候群による浮腫は，蛋白尿・低タンパク血症に伴って血中の膠質浸透圧が低下するために生じる．アルブミン投与によって血中膠質浸透圧が上昇すると，浮腫も軽減する．
2. ×　アルブミンには，血漿膠質浸透圧上昇，循環血漿量増加，利尿の効果がある．貧血の改善にはならない．
3. ○　下痢は，低タンパク血症に伴う腸管浮腫によるものと考えられるため，アルブミンによって浮腫が軽減されれば下痢の改善につながる．
4. ○　胸水も低タンパク血症に伴うものであるため，効果が期待できる．

[問題2]　正解：1

1. ○
2. ×
3. ×
4. ×

遊ぼうとする看護師の手を払いのけるなどから，強い抗議と判断できる．

[問題3]　正解：3

1. ×　患児は入院による母子分離のために強いストレスを受け，退行現象を起こしていると思われる．無理をせずに，まず情緒を安定させることを優先する．
2. ×　トイレットトレーニング再開の時期は，症状が安定することも必要だが，情緒が安定した時期に再開することが大切である．
3. ○　患児の気持ちが落ち着くのを待つことが適切だと考えられる．
4. ×　入院中であっても発達を促すことは必要である．トイレットトレーニングは生活習慣を獲得するとともに，幼児期前期の発達課題である自立性を獲得することにもつながる．

第 7 章

免疫系

第7章 免疫系

「私って男性に免疫がないの」など，一般の会話にも登場する「免疫」っていったい何のことでしょう？ 「私はアレルギー体質で，花粉症もひどいの」というときのアレルギーってどんなことでしょう？ アレルギーと免疫は同じことなのでしょうか？ あるいはどこが違うのでしょうか？
　この章では，免疫とアレルギーについて考えていきます．

敵と闘うのは好中球とマクロファージ

　私たちの身体を外敵から守ってくれるのは血液の中の**白血球**ですね．街の治安を守る警察官の仕事のようです．白血球には種類があって，それぞれ自分の担当範囲が決まっています．これもたとえば，事件を担当する刑事さんや鑑識官や交通機動隊など分担がある警察官と同じですね．

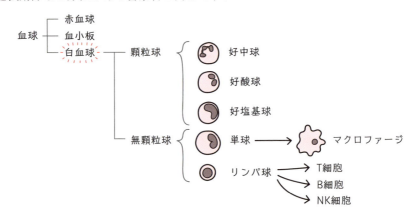

　それでは，白血球の種類による役割分担を1つひとつみてみましょう．

好中球

　まずは**好中球**です．白血球の半数以上を占め，血液の中を日夜パトロールしてくれて，敵がくればやっつけてくれるのが好中球です．部屋の中を見渡してみてください．敵は小さいので見えませんが，実は細菌，カビ，ウイルスなどがたくさんいますよ．そして，私たちの身体には皮膚にも，口の中にも，腸の中にも，常在菌といって数多くの細菌が存在します．ばい菌が体内に入ってくると，敵（＝異物）と認識して，好中球はアメーバのように形を変えて追いかけ回し，次々に食べてしまいます．これを**貪食作用**といいます．敵がいつ，どこから入ってきてもいいように，好中球はたくさん必要です．

単球

　次に**単球**です．単球は，警察の駐車場に止まっているパトカーです．止まっているパトカーはただの車です．ところが，事件が発生して出動するときはサイレンを鳴らし，赤色灯を回して緊急車両に変わります．この状態を**マクロファージ**といいます．血液中の単球が組織に出て，名前もマクロファージに変えて仕事をするのです．このマクロファージは「自分以外のものは何でも食べてやる！」と言わんばかりによく食べます．「大食細胞」なんて別名もついています．あまり食べすぎると破裂するんですが，破裂したマクロファージの残骸は，また別のマクロファージが食べてしまいます．

　また，このマクロファージの仕事はただ食べることだけではありません．食べた敵の情報を警察本部に伝えます．これを**抗原提示作用**といいます．ちなみに，警察本部には**リンパ球**がいます．単なる大食いかと思いきや，実は敵の情報を見分けるなんて，すごいことができるんですね．ちなみに，肝臓の中にいるマクロファージには，クッパー細胞という別の名前がついています．

合格のポイント

〈白血球の分類〉
　　顆粒球　＝　好中球，好酸球，好塩基球
　　無顆粒球　＝　単球，リンパ球
　　　（単球は組織に入って，マクロファージと呼び名を変える）

リンパ球

さて,警察本部で待ちかまえるリンパ球についてお話しします.

リンパ球には,T細胞とB細胞の2種類があります.敵と闘う方法として,武器を使わずに闘う方法と,抗体という武器を使って闘う方法があります.抗体を使わずに闘う仕組みを**細胞性免疫**といい,抗体を使って闘う仕組みを**液性免疫**といいます.T細胞が細胞性免疫の主役なら,B細胞は液性免疫の主役です.マクロファージはT細胞に情報を伝達します.するとその情報をもとに,どちらの方法で闘うかをT細胞が判断します.

さらにT細胞には4種類あって,次のように仕事を分担しています.

- ヘルパーT細胞:マクロファージから情報を受け取り,B細胞に抗体作りを伝達する.
- キラーT細胞(細胞傷害性T細胞):直接敵を攻撃する.
- サプレッサーT細胞:ヘルパーT細胞の反応を静める.
- 感作T細胞:Ⅳ型アレルギーの主役(p156,161を参照)

合格のポイント

細胞性免疫:抗体をつかわない.T細胞(キラーT細胞)が主役
液性免疫:抗体をつかう.B細胞が主役

細胞性免疫(抗体をつかわない)

マクロファージから情報を受け取るのは,ヘルパーT細胞でしたね.ヘルパーT細胞は,非常に怒りっぽい性格をしています.「なに〜,敵が来たのか!!」と怒って汗を振りまきます.この汗に該当するのが**サイトカイン**です.

サイトカインというのは,私たちの細胞が作り出す物質(タンパク質)の総称で,敵の種類によって異なるサイトカインが分泌されます.だからサイトカインは,全部で何十種類も存在するんですよ.これを全部覚えるのは無茶なので,やめておきましょう.

さて、ヘルパーT細胞から噴出したサイトカイン（インターロイキンやインターフェロン）がキラーT細胞にふりかかると、さっきまで眠っていたキラーT細胞が目覚めます。これを活性化とよびます。そう、気持ちよく寝ていたキラーT細胞は、突然起こされたものだから、腹をたてて一目散に敵のところに行ってパーフォリンというタンパク質を放出してやっつけようとします。ところが、敵は細胞の中に隠れてしまっているんです。そこで、仕方なく細胞そのものを破壊しようとします。こういった一連の流れを**細胞性免疫**とよびます。アレルギーのタイプは全部で5つありますが、細胞性免疫反応で起こるアレルギーをⅣ型アレルギー（p156, 161を参照）といいます。

そうそう、T細胞って、骨髄で産生されたときはすごく未熟で、赤ちゃんのようなんです。そのままでは働くことができませんので、心臓の上についている**胸腺**というところに向かいます。ここでパワーを充電してもらって（これを「成熟

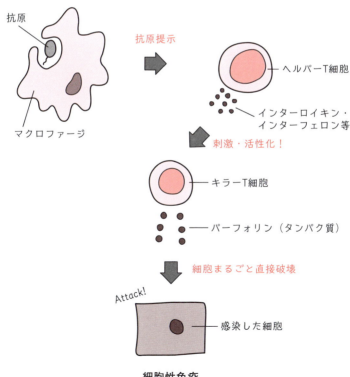

細胞性免疫

させる」といいます),はじめて血液中に放出されて役目を果たすのです.ちなみに,この胸腺という器官ですが,成人になる頃には退化してしまって,老年期には残骸のようになっています.高齢になると免疫力が低下するのは,この胸腺の退化が原因のひとつなんです.ちなみに,どうして「T」細胞なのかというと,胸腺 (thymus) の頭文字をとっているという説が有力です.

液性免疫(抗体をつかう)

　スギ花粉症についてお話しします.スギの花粉が体内に入ってきたとき,これを異物とみなして,攻撃する反応がみられてアレルギー症状が出る人をスギ花粉症といいます.スギ花粉症では,マクロファージがスギ花粉の情報を持って,ヘルパーT細胞のもとへと急ぎます.その情報を聞いて,B細胞が必要なのか,それともキラーT細胞が必要なのかを判断します.これによって,放出されるサイトカインが異なるわけです.「なに〜,敵が来た?」怒り狂ったヘルパーT細胞は,またまたサイトカインを放出します.

　さっきは,これによってキラーT細胞が活性化されましたが,今回は違います.今回のサイトカインはB細胞にふりかかり,今まで眠っていたB細胞が目覚めます.「ん〜? 仕事か〜?」これを活性化というんでしたね.

　活性化されたB細胞は,次に**形質細胞**へと分化します.分化した形質細胞からは,さらに**抗体**というものが作られます.抗体のことを免疫グロブリン (Immunoglobulin) ともいい,略してIgと表記します.この抗体(免疫グロブリン)が侵入してきた異物に対して攻撃をしかけます.異物のことは抗原ともいうんでしたね.そうです,抗原と抗体が闘うので,これを**抗原抗体反応**とよびます.

　抗体というのはタンパク質でできていて,全部で5種類(A, E, G, M, D)あります.敵に応じて使い分けをしています.これら5種類の抗体について説明しましょう.

第7章 免疫系　153

　ワンポイント講座　**抗体＝免疫グロブリン＝Ig**

　抗体はB細胞が産生するタンパク質で，特定の抗原を認識して結合する働きを持ちます．体内に侵入してきた細菌やウイルスなどの微生物に感染した細胞を見つけて結合し，封じ込めてしまいます．このように抗原と抗体が結合したものを免疫複合体とよびます．

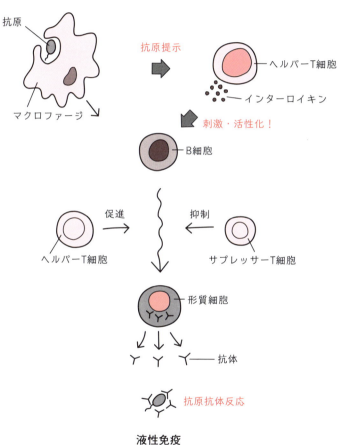

液性免疫

IgA

　血液中には少なく，分泌液中に多く存在します．たとえば，唾液や涙，そして母乳にもたくさん含まれています．産まれたての赤ちゃんは，この母乳を飲むことで消化管の感染を防いでいます．それと同時に，産まれるまでまったく持っていなかったIgAを持つようになります．

IgE

　I型アレルギーで産生されます．他の抗体と比較して，血液に含まれる量は少ないのですが，肥満細胞（好塩基球と同じような性質のもの）と結合することでやっかいな症状を引き起こすことになります．

　肥満細胞は膜の表面にIgE受容体を持っていて，この受容体にIgEが次々と結合すると，肥満細胞の中からヒスタミンなどが飛び出してきます．ヒスタミンは私たちの体内で作られる生理活性物質とよばれるもののひとつで，血液中に出ると，血管を拡張して血流を増加させます．血流が増加すると血管が膨らみますので，血管の壁が薄く伸ばされて，血液の一部が漏れはじめます．炎症が起こると赤く腫れてくるのはこのような現象によるものです．

　スギ花粉症による，くしゃみ，鼻水（鼻汁といいます），眼のかゆみなどの症状は，このヒスタミンのしわざなのです．

IgG

　血液・体液中に最も多く含まれる抗体で，免疫の中心ともいえます．大半の敵はこの抗体で退治していますので，非常に重要です．また，唯一胎盤を通過することができます．ですから，新生児は産まれた時からこの抗体を持っているのです．

　「生まれたての赤ちゃんは風邪をひかない」なんてことを聞いたことはありませんか？　確かに，新生児が風邪をひくなんてことはめったにありません．だいたい，はじめて病気をするのは生後3〜4カ月頃です．それは，お母さんからもらったIgGを徐々に使い果たし，生後3〜4カ月頃が最も少なくなるからです．「えっ，じゃあなくなっちゃうの？」いえいえ，産まれた直後から自分自身で作りはじめますので，これ以降はまた増えていきます．

　ちなみに，胎盤を通過する理由は，IgGが非常に小さいからです．

IgM

抗原が侵入すると，一番はじめに作られる抗体ですが，すぐに減少してしまうので，血液の中にはあまりありません．ABO式の血液型を決定するのは，A抗原とB抗原です．これに対する抗体がIgMで，異なる血液型を輸血してしまうと，血液が固まる原因となります．また，最も大きい抗体であるために胎盤を通ることはできませんので，新生児がIgMを持っていると，「子宮の中で感染した！」ということになります．

IgD

完全にはわかっていません．どうやらB細胞の表面にいるらしいといわれています．

合格のポイント

IgAは母乳（とくに初乳）に含まれる．
IgEはⅠ型アレルギー（スギ花粉症など）を引き起こす．
IgGは最も多く含まれていて，小さいので胎盤を通り抜ける．

これまでのお話で，リンパ球がないと免疫の仕組みは成り立たないことがよくわかったと思います．もし，リンパ球がなかったら敵にやられる一方になってしまうので，とても大切な細胞です．ですから，リンパ球は骨髄と脾臓の両方で作られています．脾臓についてですが，脾臓は左の第9〜11肋骨の間にある12cmほどのリンパ器官です．古くなった赤血球は，脾臓のマクロファージに食べられて除去されます．また，赤血球の鉄分を貯蔵するなど，たくさんの血液を含んでいるので深紅色をしています．

ところで，みなさんは再生不良性貧血という疾患を知ってますか？　この疾患は原因不明で，突然骨髄が働かなくなるんです．骨髄が働かないということは，すべての血液細胞が作られなくなるということです．ですから，白血球減少による感染，赤血球減少による貧血，血小板減少による出血傾向をきたします．こういった現象を**汎血球減少**といいます．

でもね，血液検査をすると，リンパ球が異常に増えているんですよ．実は骨髄

にかわって脾臓が産生しているのです．これを**代償作用**といって，他の白血球が足りない分をリンパ球で補おうとしているわけです．脾臓って，血液を作ったり壊したりとても大事な役割を担当しているんです．小さな可愛い臓器ですが，けなげに頑張ってくれているんですね．

> **合格のポイント**
>
> 脾臓は古い血液細胞を破壊するだけでなく，代償作用によりリンパ球を産生する．

他の白血球は何をしてるの？

ここまで，好中球，単球，リンパ球を紹介してきましたが，これらは体内にたくさん存在しています．

逆に少ないのが好酸球です．この好酸球は，アレルギー物質の排除を担当しています．ですから，アトピー性皮膚炎や気管支喘息などの人はこの数値が上昇します．花粉症の人も，花粉の時期になると数値が上がるんですよ．

好塩基球も少ないですね．これは肥満細胞（マスト細胞）とともに，ヒスタミンを閉じ込めてくれています．ヒスタミンというのはアレルギーを起こす原因ですから，これを閉じ込めてくれているのはありがたいことですね．もし，この細胞が壊れると，たちまちヒスタミンが飛び出して（遊離現象といいます），ひどいアレルギー反応を引き起こします．

> **合格のポイント**
>
> ヒスタミンはⅠ型アレルギーを引き起こす！

Ⅳ型アレルギーってどういうもの？

花粉症の時期には，多くの花粉が飛び交い，誰にも触れ，吸い込まれているはず…．それなのに，なぜ何ともない人もいるのでしょう．

免疫とアレルギーの仕組みというのは，実は体内では同じことが起こっているのです．私が勝ったら免疫の力！！　負ければアレルギー！！　っていうのは半分冗談ですが，抵抗力が強くて何も反応が起こらなければ「免疫」，過剰に反応してしまって症状が出現してくれば「アレルギー」となるのです．アレルギーの主役はほとんどが液性免疫ですが，Ⅳ型アレルギーだけは，細胞性免疫をになう感作 T 細胞が主役となります．

　では，Ⅳ型アレルギーとはどういうものでしょうか（p161 を参照）．このアレルギーは発症までとっても時間がかかります．それで，遅延型アレルギーともいうのです．

　ツベルクリン反応をみる皮内注射を受けた記憶はありますか？　何時間後に判定したかを覚えていますか？　ツベルクリン反応は，Ⅳ型アレルギーを応用した検査方法です．どうしても反応が出るのに時間がかかるので，48 時間後に判定します．反応が 1 cm 未満だと，BCG の効果がなくなっていると考えられます．逆に大きく腫れあがって，水疱なんかが出てきたりすると，体内に結核菌がいるなぁ〜という判定になります．

　化粧品を変えたら顔が赤くなったなんて経験はありませんか？　これもⅣ型アレルギーで，接触性皮膚炎のひとつです．化粧品をパタパタしているときには何ともないのに，翌日とか 2〜3 日たってから症状が出るでしょう？　反応が遅いんですよ．

　他に重要なものとして，臓器移植の拒絶反応があります．移植された臓器は当然他人のものであり，これは「敵＝異物」と認識されます．そこで，活性化されたキラー T 細胞が攻撃をしかけるのです．これを拒絶反応といいます．こんなことをされると，せっかく移植した臓器が壊れてしまいますよね．そこで闘う力をあらかじめ押さえ込んでおくために免疫抑制剤を服用します．しかし，これによって免疫力そのものが低下してしまうので，外出時にはマスクをし，帰宅後は必ず手洗いをするなど，神経質なぐらい感染予防を心がけなければなりません．

> **合格のポイント**
>
> 臓器移植後には，免疫抑制剤としてシクロスポリンとステロイド剤を服用します．

歯を磨かなくても虫歯にならない！？

　みなさんは毎日歯を磨いていますよね？　でもね，まったく歯磨きしなくても，虫歯（齲歯といいます）にならない人も大勢いるんですよ．なぜ歯磨きしなくても齲歯にならないかというと，口腔内には**自浄作用**というものがあるからなんです．この力が強い人は，虫歯菌（ミュータンス菌が有名です）に負けません．「ふ～ん，じゃあそれも免疫のひとつだね」いいえ，ところがちょっと違うんです．
　免疫というのは，**特異的防御機構**ともいうのですが，これは，やってきた敵だけをターゲットにして攻撃します．要するにピンポイント攻撃です．これに対して**非特異的防御機構**という仕組みがあります．これは，とにかく何でもかんでも，やってきたものはすべてやっつける！　というちょっと乱暴な方法で，いわば無差別攻撃です．ですから，一般的には非特異的防御機構には免疫を含めません．
　胃を例に説明します．私たちは滅菌された物を食べているわけではないので，ばい菌がついた物を食べているはずです．それでも病気にならないのは，胃の中にはたえず塩酸が湧き出ており，胃内のpHが1～2の強酸性になっているからです．これは金属でも溶解するほど強力です．たくさんの細菌がついた物を口にしても，塩酸の海に流れ込んでしまって，溶解されてしまうんですね．この仕組みも入ってきたものはなんでもやっつける！　ということで，免疫ではなく，非特異的防御機構の1つになります．

　また，比較的近年になって話題をさらっているのが，NK（ナチュラル・キラー）細胞です．リンパ球の一種なのですが，免疫反応にはかかわらず独自に仕事をしています．「自然な殺し屋」なんて何とも物騒な名前がついていますが，唯一，私たちが，自己努力すれば増やすことができるという，ちょっとかわった細胞です．マクロファージのようにあちこちを循環し，形成に失敗した細胞を見つけては食べる！　ウイルスに感染した細胞を見つけたら破壊する！　奇形細胞（がん細胞があてはまります）を見つけたら食べる！　という働きがあり，私たちが元気に過ごすためにはたくさん欲しい細胞です．この細胞は，腹を立てると消滅し，笑うと増えるなどといわれています．どうやらこれは検証済みで，実際にがんの進行を遅らせることもできるんです．「病院で笑ったりしたら失礼かな？」そんなことはありません．病に苦しむ人こそ，どんどん笑わせてあげてNK細胞を増

やしましょう！！ そうすれば，免疫力・抵抗力も間違いなくアップするようです．

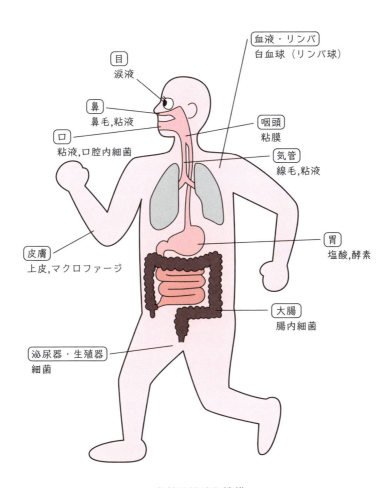

非特異的防御機構

アレルギーにはどんなタイプがあるの？

　ここでもう一度，アレルギーについて整理しておきましょう．

Ⅰ型アレルギー

　一般的に「アレルギー」と聞いて思い浮かぶものがここに入ります．気管支喘息，アトピー性皮膚炎，蕁麻疹，花粉症，消化管アレルギー，そして医療職なら忘れてはいけない**アナフィラキシーショック**もそうです．

　これらはIgEが引き金となり，ヒスタミンが飛び出したことで症状を起こします．でも，実はそれだけでは症状は起こらないんです．私たちの身体の中には，ヒスタミンに対する受容体（レセプター）があります．その受容体がついうっかりとヒスタミンをキャッチしてしまうと，その部位に反応が起こるのです．

　たとえば，気管支の受容体がキャッチすると気管支喘息に，皮膚の受容体がキャッチすると蕁麻疹やアトピー性皮膚炎になります．そこで「じゃあ，キャッチしなければ症状は出ないはず」ということで発案されたのが，**抗ヒスタミン薬**というわけです．この薬は受容体を遮断してしまうので，ヒスタミンはキャッチされません．キャッチされなければ症状は出ない．というわけで，気管支喘息の方やアトピー性皮膚炎の方などが，日常薬として服用しています．

> **ワンポイント講座　アナフィラキシーショック**
>
> 　食物，薬物，ハチの毒などが原因で起こるアレルギー反応です．たとえば，ハチに刺されると，ハチの毒は抗原として認識され，身体は抗体を作ります．それと同時に，この毒を覚えておこうという記憶細胞ができあがります．その後，同じハチの毒が体内に入ると，この記憶細胞がいっせいに反応し，ショック状態をまねきます．これをアナフィラキシーショックといいます．はじめてハチに刺されたときよりも，2回目のほうが危険です．

Ⅱ型アレルギー

　ちょっと変わったアレルギーで，**細胞傷害型アレルギー**ともいいます．自己免疫性溶血性貧血やグッドパスチャー症候群，不適合輸血，橋本病，重症筋無力症

などがここに入ります．

　産生される抗体は，IgG か IgM で，さらに補体（体内に存在するタンパク質の一種）が結合することによって症状が悪化します．これは，自己の細胞膜表面が抗原と認識され，自己の細胞に対する抗体が作られて，自己の細胞そのものを攻撃してしまうものです．ですから，自己免疫性溶血性貧血という疾患は，赤血球の 120 日という寿命を待たずにドンドン破壊していきます．骨髄がいくら頑張って新しい赤血球を作っても，とても間に合わないペースで破壊していくのです．これは，自分の赤血球細胞のことを「非自己」と認識してしまったからなんですね．

 ワンポイント講座　グッドパスチャー症候群

　肺出血と糸球体腎炎を主徴とした予後不良の疾患です．肺と腎臓に共通する基底膜の抗体による自己免疫疾患と考えられています．

Ⅲ型アレルギー

　免疫反応により抗原と抗体が互いに結合し合うと，**免疫複合体**（抗原抗体複合体）というものが形成されます．この免疫複合体は補体を活性化します．活性化された補体は細胞膜を破壊し，肥満細胞などからヒスタミンを遊離させて，血管の透過性（すけすけになった血管を連想してください）を亢進させます．これによって血漿成分が漏れ出したり，血液凝固系が活性化されて，線維素が発生してきます．さらには，自由に血液の中を動き回っていた免疫複合体は，流れ着いた先に沈着し，その周囲の組織を傷害してしまいます．

　本来なら，こんな敵はマクロファージが食べる（貪食）ところなのですが，可溶性のために逃げることができるのです．代表的な疾患としては，血清病，全身性エリテマトーデス，急性糸球体腎炎，関節リウマチ，多発性動脈炎があります．

Ⅳ型アレルギー（p156 を参照）

　これだけが細胞性免疫反応です．したがって抗体は登場しません．代役を務めるのは，感作 T 細胞です．

　このアレルギー反応は，抗原と特異的に反応する感作 T 細胞によって引き起

こされます．感作T細胞というのは，一度は闘ったことのあるT細胞だとイメージしてみてください．抗原と反応した感作T細胞からは，インターフェロンやインターロイキンなどのサイトカインが放出されます．これらによって，マクロファージや好中球，NK細胞が活性化されて炎症を引き起こします．前に述べたように，ツベルクリン反応，接触性皮膚炎，拒絶反応，他にはギラン・バレー症候群，GVHR（移植片対宿主反応）などがIV型アレルギーに当てはまります．

V型アレルギー

基本的にはII型アレルギーと同様，自己抗体（自分で作った自分の細胞に対する抗体）や，ホルモンの受容体に対する抗体が作られます．この刺激によって，臓器や組織の機能が亢進し，有害な症状を示すものをいいます．バセドウ病がこれに該当します．

体内の自己と非自己

私たちの身体は，約60兆個の細胞で成り立っています．もちろん，この60兆個の細胞はすべて私自身のものであり「自己」です．私以外は非自己です．免疫システムは「非自己」と認識したとき，これらを排除しようとして免疫反応が起こります．

ちなみに抗原とは，微生物（細菌，ウイルス，カビなど），寄生虫，がん細胞，移植された臓器や皮膚，血液などの，免疫反応を起こさせる物質のことです．当然体内に住んでいる常在菌も私自身ではないのですから「非自己」です．しかし，腸内細菌叢などが排除されてしまえば，かえって正常な消化活動を営むことができません．ですから，常在菌は排除されません．

ということで，自分が自分に対して攻撃することは基本的にはありません．しかし，この免疫反応が破綻してしまい，自分が自分に対して攻撃をしかけて疾病を発症してしまうと，自己免疫疾患という病名がつきます．

なぜ，判断を誤ったのか？ ほとんどの場合が謎なのです．ですから，自己免疫疾患の多くが原因不明のままです．原因のわからない疾患というものは治療方法もわかりませんから，長い闘病生活を強いられます．「それでも，いつかは治る！」というのならいいのですが，多くの場合，治る見込みがありません．自己

免疫疾患の方は，長い長い期間，さまざまな症状に悩まされて苦しい思いをされていらっしゃるのです．

さあ，次からは免疫系に関する疾患のお話です．

重症筋無力症

みなさんはこの疾患名を聞いたことがありますか？　字からなんとなく連想してみてください．「重症」そうです．原因不明の重症の疾患です．「筋無力」そうです．筋肉に力が入らないんです．原因は不明で，筋肉に力が入らなくなる自己免疫疾患なんです．

これは，厚生労働省の定める特定疾患のひとつに認定されています．筋肉に力が入らない．でも実は筋肉には何の異常もありません．

みなさん，筋肉をどうやって動かしているのでしょう．まずは大脳の前頭葉から指令が出ます．その指令は錐体路という道路を経由して，延髄で交叉し（左脳から出た指令は右半身へ，右脳から出た指令は左半身へ），脊髄に降りていきます．脊髄まで降りた神経（ニューロン）は，前根から 31 対の脊髄神経となって，各筋肉に送り届けられます．そのとき，神経の末端（神経終末）からは，神経伝達物質である**アセチルコリン**が分泌されます．このアセチルコリンを，筋肉側の専用受付である**受容器**が受け取ります．これによって筋肉細胞が興奮することで筋肉は収縮しています．

●

重症筋無力症は，大脳は正常で，脊髄も運動神経も正常です．そして前述したように，筋肉も正常です．じゃあ，なぜ筋肉に力が入らないの？　それは受付窓口，すなわち受容器が閉まっているからです．自分で勝手に作ってしまった抗体が窓口を塞いでしまっているために，アセチルコリンを受け取ることができないのです．

●

ところで，いきなり筋肉が動かなくなるわけではありません．大脳は正常だし，脊髄も脊髄神経も正常で，筋肉だって動く準備はできています．「歩け，歩け」と運動領からは指令が出ているし，足の筋肉だっていつでも動ける状

態です．もちろん自分でも歩こうとしています．でもアセチルコリンが届かない．そこで，必死に筋肉を動かそうとして無理に歩くものだから，異常に疲れます．ということで，症状はまず筋肉の易疲労感から始まります．そして，徐々に筋力が低下していくのですが，とくに，外眼筋（眼球を動かす筋肉の総称）の筋力低下による「複視（ものが二重に見えること）」や「眼瞼下垂（まぶたが垂れ下がって開かない状態）」「構音障害（うまく喋れないこと）」「嚥下困難（飲み込みにくいこと）」などから起こることが多いようです．

　さらに進行すると，四肢の筋力低下が起こり，歩くのが不自由になります．この筋力低下は，夕方ほどひどくなり，睡眠で軽快するという日内変動が特徴的です．治療方法はまだ未確立ですが，**抗コリンエステラーゼ薬**を用いてアセチルコリンの量を増やすと，比較的動きやすくなります．

　また，多くの症例に「**胸腺腫**」が合併するので，胸腺の摘出手術をすることも多いです．胸腺は先ほど勉強しましたね．そうです，T細胞を成熟させる器官です．この疾患は自己免疫疾患ですから，T細胞は非常に活性化されています．どんどん活性化するために腫れあがった胸腺を，ならば取ってしまえ！　というなんとも短絡的な発想ですが，これによって軽快する例も多いのです．

　どうでしょうか？　何となく，どのような疾患かわかりましたか？

合格のポイント

運動神経の神経伝達物質は，アセチルコリン

ワンポイント講座　胸腺腫

　胸腺は，縦隔とよばれる左右の肺の間の心膜前にあります．リンパ性の器官で，思春期まではよく発達しますが，それ以降は退化します．胸腺腫は，退化した胸腺から腫瘍が発生することで起こります．胸腺腫の発生には，免疫の異常が大きく関与していると考えられています．

SLE（全身性エリテマトーデス）

これも難しい名前ですね．しかも，名前からはまったくどんな疾患かが連想できません．正式な名称は，全身性紅斑性狼瘡といい，英語では Systemic Lupus Erythematosus というので，通常は頭文字をとって SLE とよんでいます．

膠原病の中では，関節リウマチ（RA）に次いで発症者が多いのですが，いまだに明らかな原因は不明で，これも特定疾患に認定されています．わかっているのは，発症者の 95％以上が**抗核抗体**という抗体を持っていることです．これは，自分自身の細胞内にある核と反応してしまう抗体で，抗 DNA 抗体ともいいます．この抗体が自分の細胞の核と反応し，免疫複合体を作ります．これはⅢ型アレルギーで学習しましたね．

この免疫複合体はあちらこちらをさまよい，全身の皮膚や血管，関節，腎臓などに沈着して補体が活性化され，さまざまな炎症症状が引き起こされるのです．また，リンパ球も自己細胞・組織を攻撃すると考えられています．発病率は，10 万人あたり 10 〜 100 人で，好発年齢は 20 〜 40 歳と若く，1：9 と圧倒的に女性に多くみられます．一卵性双生児での一致率は 25％程度で，何らかの遺伝的素因を背景として，感染，紫外線，薬物，性ホルモンなどの環境因子が加わって発症するのではないかといわれています．

●

みなさんは「ムンテラ」という言葉を聞いたことがありますか？ これは，和製ドイツ語なのですが，病院ではごく一般的に使う「患者や患者家族への説明」の意味です．SLE のムンテラに同席したときの様子です．

「君，赤ちゃん産みたいの？ 君が死ぬかもしれないよ．それでも産みたいの？ 赤ちゃん，生きて生まれてこないかもしれないよ．それでも産みたいの？ もし生まれてきても，抱っこできないよ．それでも産みたいの？ もし育っても，海にも山にも連れて行ってあげられないよ．それでも産みたいの？ その子が大人になったら，同じ病気になるかもしれないよ．それで

も産みたいの？」
　医師はズバッとこう言いました．聞いているだけでとても悲しい気持ちになりました．

●

　さて，話を戻します．この疾患は全身性の炎症性疾患です．免疫複合体が沈着するごとに，そこに炎症が起こるので，どこにどんな症状が出てもおかしくありません．まず，全身症状として，発熱，全身倦怠感，易疲労感などが起こり，血液検査では**汎血球減少**をきたしています．
　関節に沈着すると，手や指が腫れて激痛を伴う関節炎を起こします．最大の特徴ともいえるのが皮膚症状で，最も有名なのは鼻から両頬にできる赤い発疹です．これは蝶が羽を広げている形をしているので，**蝶形紅斑**とよばれています．この皮膚を触ると，1つひとつの丸い発疹が重なり合い，少し盛り上がっているのが特徴です．
　それから，さっき「海にも山にも連れていけない」と言いましたね．これは，**日光過敏症**があるためなんです．強い紫外線にあたると，皮膚に赤い発疹・水疱，または発熱などの症状が出現し，これが疾患の悪化につながります．また，この症状が病気の始まりであることも少なくありません．
　他には，脱毛や口内炎なども起こります．腎障害（ループス腎炎といいます）を起こすと非常に重篤で，一生涯，血液透析を受けなくてはなりません．

●

　もちろん，明らかな原因は不明ですので，確かな治療方法は確立していません．よく行われる治療としては，炎症に対して非ステロイド性抗炎症薬（NSAIDs）を用い，並行して，ステロイドホルモン，免疫抑制剤なども使われます．後は，なるべく関節を使わないようにし，絶対に紫外線を浴びないことです．
　どうでしょうか？　何となくイメージできたでしょうか？

合格のポイント
- SLE は膠原病のひとつ
- 蝶形紅斑は SLE の特徴
- 紫外線は絶対にダメ

ワンポイント講座　**汎血球減少**

血液中の赤血球，白血球，血小板が全体的に減少する状態です．
　赤血球減少　……　貧血
　白血球減少　……　易感染
　血小板減少　……　出血傾向

ワンポイント講座　**NSAIDs**

　ステロイドではない抗炎症薬の総称で，非ステロイド消炎物質ともよばれています．
　（おもな作用）
　　抗炎症・鎮痛・解熱　など
　（副作用）
　　胃もたれ・食欲低下・胸やけ・吐き気・胃痛
　とくに，消化性潰瘍の原因となることを覚えておきましょう．

HIV 感染症／AIDS

HIV 感染症と聞いてピンとこない人も，AIDS（エイズ）と言えばわかりますね．

HIV というのは，ヒト免疫不全ウイルス（Human Immunodeficiency Virus）の頭文字をとっています．

ウイルスというのは，細菌とは違って DNA か RNA のどちらかしか持っていません．HIV は，RNA だけを持つ **RNA ウイルス**に属します．細菌は，DNA も RNA も両方持っていますので，自分自身で勝手に増殖することができます．でも，ウイルスは片方しかありませんので，自分自身では増殖できないのです．そこで，人の体内に入り込み，さらには細胞膜を通過して核の中の DNA に向かい，病気の情報を転写（コピーみたいなものだと思ってください）してしまうのです．

ウイルスのデータを体内の本来のデータに写し変えてしまうことを**逆転写**といいます．逆転写されてしまった DNA は，その病気の情報を持ったまま細胞分裂していきますので，どんどんウイルスに乗っ取られた情報が広がっていきます．

●

さらに，HIV の特徴は T 細胞を破壊するということです．免疫で学習したように，ヘルパー T 細胞が B 細胞を活性化させることで抗体が作られるのですから，T 細胞が破壊されてしまえば，抗体を作ることができずに免疫力は著しく低下し，健康な人なら何でもない弱い病原菌にやられてしまうのです．これを**日和見感染**といいます．

●

では，どのように感染するのでしょうか？
HIV 感染の大半は性接触で，とくに同性愛者間での感染が多いとされて

ますが，異性間でも感染の危険性はあります．

　他には血液による感染です．とくに医療職を目指す人は，血友病の方が，血液製剤によって感染するという悲しい事件が起こってしまったことはぜひとも知っておいてください．血友病という疾患は遺伝病で，血液凝固因子が1つだけ足りない病気です．1つでも凝固因子がないと血液は凝固しないのです．しかし凝固因子が1つ足りないだけのことですので，血液製剤を自己注射して補ってやると，血液はちゃんと凝固してくれるのです．そして，この血液製剤で悲劇が起こりました．血液製剤というのは，文字通り血液から作りますが，なんとそのもとになった血液がすでにHIVに感染していたんです．

　HIVは，実は非常に弱いウイルスで，ちょっと熱を加えると死滅します．しかし，この血液製剤は，熱を通さずに（非加熱製剤といいます）作っていたため，注射した人に次から次へと感染してしまいました．

　他の感染経路としては，垂直感染といって母から子どもへの感染があります．ウイルスというのは非常に小さいので（細菌の約1/1,000），胎盤を通過することができます．ですから，胎児が子宮の中で感染してしまうことがあるのです．

　また，無事に生まれてきたとしても，母乳から感染することもあります．母乳は，実は血液から作られているんです．母乳の中にもウイルスはたくさん潜んでいるんですね．HIV感染している方では出産は帝王切開になり，しかもなるべく早期に取り出したほうがいいということで，新生児はだいたいが低出生体重児です．母乳は一切与えられませんので，生まれたときから人工乳（粉ミルク）になります．

●

　HIV感染症は，4期に分けて考えます．

HIV 4つのステージ

I期
　感染が成立してから血液中に抗体ができるまでの期間のことです．これを「ウインドウ・ピリオド」といいます．抗体ができるまで，だいたい4週間前後か

かります．

　この間は，全身倦怠感や発熱などのちょっとした感冒様症状がみられます．発疹やリンパ節腫脹，口腔カンジダ症などを伴うこともあります．でも，たったそれだけの症状ですので，自分では気づかないケースが多いのです．こういった症状は，1週間から長くても2～3カ月でおさまります．この時期を急性感染期ともいいます．

Ⅱ期

　抗体ができてから無症状に過ぎる期間のことです．Ⅱ期というのは，まったくの無症状で個人差が大きいのですが，短くても数年，長いと10数年にも及びます．

　外見上は健康に見えますが，体内ではHIVがどんどん増殖し，免疫担当細胞であるCD4陽性T細胞が必死に闘っている状態です．この時期を無症候期ともいいます．

Ⅲ期

　血液中のCD4陽性T細胞が徐々に減少し，免疫力低下に伴う症状がみられるようになります．全身倦怠感，発熱，慢性的な下痢，急激な体重減少などがみられてきます．この状態になって，はじめて自分の感染を知るケースも少なくありません．

Ⅳ期

　この時期をエイズ期といいます．ここまで進行すると，治療としてはもうなす術がありません．

　免疫担当細胞であるCD4陽性T細胞は著しく減少し，一般的には決してかからないような疾患に罹患します．ニューモシスチス肺炎（旧 カリニ肺炎），カポジ肉腫，悪性リンパ腫，皮膚がんなどの悪性腫瘍，サイトメガロウイルスによる身体の異常などの生命に危険が及ぶ症状を呈してきます．

　また，HIV感染細胞が中枢神経系組織へ浸潤し，脳の神経細胞が冒されるとエイズ脳症という状態になります．これは，精神障害や認知症，ひどい場合は記憶喪失を引き起こすこともあるのです．

　最近は，医療技術の進歩でエイズ死亡率は減少傾向にありますが，エイズによって引き起こされる日和見感染症は，最終的に死に至る病気であること

に間違いはありません．

●

　「治療できないの？」と思った人．一応治療は行われますが，残念ながら完治する薬剤は開発されていません．HIV感染症の人たちは，抗HIV薬という抗ウイルス薬を服用します．しかも，カクテル療法といって，複数の薬剤を同時に服用するのが原則です．患者は，あまりの薬の量の多さと副作用に悩まされ，途中でドロップアウト（脱落すること）してしまう人も多いといわれています．

　薬は格段に進歩していますので，確実に服用していれば，エイズ期への移行を防ぐことができます．後は，定期的に受診して，CD4陽性T細胞の数を調べます．正常値であれば，普通の生活を送ることが可能なのです．

 合格のポイント

HIV感染症の鍵を握るのはCD4陽性T細胞
AIDSの死因は日和見感染

それではここで免疫系の事例を紹介しましょう．
実習に行ったつもりでイメージしてみてください．

事例 妊娠がきっかけとなり SLE を発症した E さん

23歳のEさん．22歳の時に結婚し2人の子どもを授かりました．妊娠・分娩・産褥の経過に大きな問題はありませんでしたが，第2子妊娠中，感染症の検査でワッセルマン反応偽陽性があり，医師から妊娠によるものかもしれないが，出産後詳しく調べたほうがいいと言われていました．しかし，日々の育児に追われて，詳しい検査はしていませんでした．

Eさんは，その後職場復帰をし，仕事，家事，育児に追われる日々を過ごしていました．2〜3日前より倦怠感や手足の関節痛を感じていましたが経過をみていました．また，以前から顔の頬部に発赤がみられていました．倦怠感や関節痛はひどくなる一方で，熱も38.5℃と上昇したため，近医に受診しました．受診時に，ワッセルマン反応偽陽性のことを思い出し，詳しい検査をしてもらいました．その日は，痛み止めと解熱剤を処方してもらい帰宅しました．

その後，検査結果を聞きに受診しました．血液検査の結果，白血球 1,500/μL，赤血球 280万/μL，ヘモグロビン 8.5mg/μL，ヘマトクリット 24％，血小板 7万/μL，抗核抗体陽性，LE抗体陽性でした．医師より「ワッセルマン反応偽陽性が持続していたと聞いていたので膠原病を疑って調べたところ，抗核抗体陽性，LE抗体陽性に出ていましたので，SLEの可能性が高いですね．また，現在は急性期だと思われますので至急入院が必要です」と言われました．

受診から2日後，子どもたちを実家に預けて入院準備をし，夫に付き添われて内科・膠原病科の個室に入院しました．しば

膠原病

免疫複合体が血液中に増えると，さまざまな組織にフィブリノイドという物質が沈着していきます．このフィブリノイドによって組織が炎症し，壊死を生じます．これをフィブリノイド変性といいます．SLEなどでは，膠原繊維組織にフィブリノイド変性を生じやすいので膠原病とよぶようになりました．膠原病には下記の15疾患が該当します．

1. ベーチェット病
2. 全身性エリテマトーデス
3. 強皮症
4. 多発性筋炎・皮膚筋炎
5. 結節性動脈周囲炎（結節性多発動脈炎・顕微鏡的多発血管炎）
6. 大動脈炎症候群（高安動脈炎）
7. 悪性関節リウマチ
8. ウェゲナー肉芽腫症
9. 混合性結合組織病
10. シェーグレン症候群
11. 成人スティル病
12. アレルギー性肉芽腫性血管炎（チャーグ・ストラウス症候群）
13. 側頭動脈炎
14. 抗リン脂質抗体症候群
15. 好酸球性筋膜炎

らくして医師が部屋に入ってきました．「私が主治医のSです．Eさんは残念ながらSLEの診断基準を満たしていますので，病名は確定しています．SLEの急性期は動いてはいけないので安静が必要になります．関節が痛みますか？ これは今，関節に炎症が起こっている状態なのです．なるべく関節を動かさないようにしましょう．また，白血球がかなり低いので，非常に感染しやすい状況です．ですから，面会は必要最小限にして，面会時間もなるべく短く，部屋から出てはいけません．今の時期を過ぎると寛解期に入ります．寛解期の注意点は，またその時にお話しましょう」

　Eさんは言われるとおり，ベッドの上で安静にして，子どもたちとの面会も我慢して孤独と闘いました．毎日の尿検査と，2日に1回の採血で，手は青あざだらけになりました．

> **SLEの急性期**
> 急性期には，発熱，倦怠感，食欲低下などが起こります．治療は，安静，増悪因子の排除と薬物療法です．薬物療法は，ステロイドが中心となりますので，感染症対策が重要となります．

　入院から3週間が経過した頃，主治医から「血液検査の結果が落ち着いてきました．熱もしばらくは出ていませんし，関節の痛みも消失したようなので，今日から2人部屋に移れます．もう面会制限の必要はありません．病棟内でしたらマスクを着用して動いても構いません．同室の女の人もあなたと同じ病気で，何度も入退院を繰り返しているから，いろいろお話すると参考になることもあるでしょう」と言われ，Eさんは喜びました．そして，その日のうちに2人部屋に移動しました．

　そして2週間後，医師から「検査値にも問題がありませんでしたので，今週末は試験外泊をしてみましょう」と言われ，Eさんは週末を心待ちにしました．

　金曜日，看護師から外泊についての説明を聞きました．「外泊は夜の7時から翌朝の9時までです．その間，この万歩計をつけていただきます．医師から300歩という指示が出ていますので，絶対にそれ以上は歩かないように注意してください．帰ってきたらすぐに血液検査と尿検査があります」Eさんは，自宅に戻り，久しぶりに家族で楽しい時間を過ごしました．翌日，病院に戻って万歩計が580歩を示していたため，看護師さ

> **試験外泊**
> 入院中に，退院後の生活が可能かどうか，一次帰宅をして試してみることをいいます．

から叱られましたが，帰院後の血液検査にも異常はなく，その後，試験外泊の時間を延ばしたり，日数を延ばしたりして経過をみていました．数日後Eさんの退院が決まりました．

・・

　退院前日，夫と一緒に，看護師同席のもとで，医師からの説明を聞きました．
　関節炎の予防のため，
・絶対に重いものを持ってはならない．
・長時間歩いてはならない．
SLE悪化防止のため，
・絶対に紫外線を浴びてはいけない．
・服薬は確実に継続すること．プレドニゾロン30mg（副腎皮質ステロイドホルモン）を毎朝，毎食後にアザチオプリン50mg（免疫抑制薬）とロキソニン60mg（非ステロイド性抗炎症薬）
・過労とストレスは厳禁
・睡眠は十分にとること
レイノー現象予防のため，
・水は使わずに必ずお湯を使うこと．冬の外出時には必ず手袋をはめること
・食事制限はない．ステロイドにより空腹になるが，今の体重を維持すること
ステロイドによる骨粗鬆症を予防するため，
・カルシウムとタンパク質はしっかりとること
・歯科治療を受ける際には必ず相談すること
・妊娠に関しては必ず事前に相談すること．免疫抑制薬には催奇形性がある．
　あまりにもたくさんのことを説明されたので覚えきれるかしら？　と思っていたら，看護師さんがわかりやすいパンフレットを渡してくれました．子どもや夫に負担をかけたくないから，再燃しないように心がけよう．
　翌日の夜，夫と子どもたちが迎えに来て，Eさんは退院しました．医師の言ったことを守って，病気と共存しながら，楽しい家庭生活を送れるように努力すると話していました．

> **プレドニゾロン**
> 副腎皮質ステロイド剤のひとつです．副腎皮質ホルモンの糖質コルチコイド（コルチゾル）は免疫抑制作用をもつので，自己免疫疾患に対して用いられることが多いです．副作用は多種に及びますが，満月様顔貌（ムーンフェイス），高血糖，糖尿病，中心性肥満，消化管潰瘍，骨粗鬆症，うつ・多幸感がその代表です．

> **レイノー現象**
> 寒冷刺激や精神的緊張によって手足の末梢の小動脈が発作的に収縮することで，血液の流れが悪くなり，手や足の指の皮膚の色が蒼白，暗紫になる現象です．

ワンポイント講座　SLE診断基準

下記項目4項目以上を満たす場合，全身性エリテマトーデスと診断する．
（1997年改訂基準，アメリカリウマチ協会）

① 顔面（頬部）紅斑
② 円板状皮疹（ディスコイド疹）
③ 光線過敏症
④ 口腔潰瘍（無痛性で口腔あるいは鼻咽喉に出現）
⑤ 非びらん性関節炎（2関節以上）
⑥ 漿膜炎
　　a) 胸膜炎　　または　　b) 心膜炎
⑦ 腎障害
　　a) 0.5g/日以上または+++以上の持続性蛋白尿
　　b) 細胞性円柱
⑧ 神経障害
　　a) けいれん　　または　　b) 精神障害
⑨ 血液異常
　　a) 溶血性貧血
　　b) 白血球減少症（<4,000/μL）
　　c) リンパ球減少症（<1,500/μL）
　　d) 血小板減少症（<100,000/μL）
⑩ 免疫異常
　　a) 抗二本鎖DNA抗体陽性
　　b) 抗Sm抗体陽性
　　c) 抗リン脂質抗体陽性
　　　1) IgGまたはIgM抗カルジオリピン抗体の異常値
　　　2) ループス抗凝固因子陽性
　　　3) 梅毒血清反応生物学的偽陽性　のいずれかによる
⑪ 抗核抗体陽性

国試過去問

次の文を読み[問題1][問題2][問題3]の問いに答えよ．【第100回】

　Aさん（28歳，女性）は，サーフィンが趣味で休日は海岸にいることが多い．Aさんは数カ月前から前胸部や腕に皮疹がみられ，日焼け後の疲労も強くなり，先月からサーフィンに行くことができなくなっていた．また，数週間前から関節痛，微熱，倦怠感があり，2日前から39℃台の発熱が続いたため受診した．血液検査等の結果，全身性エリテマトーデス〈SLE〉を疑われ，緊急入院になった．

[問題1]
　Aさんは顔面が赤くなっていることに驚き，「頬のあざのようなものは消えるのでしょうか」と医師に尋ねた．医師は「治療の効果が出てくれば消えます」と説明した．Aさんの顔面の発赤で最も考えられるのはどれか．

1. ばら疹
2. 蝶形紅斑
3. 結節性紅斑
4. 伝染性紅斑

[問題2]
　入院した翌朝，Aさんの倦怠感はさらに強まり，顔面の浮腫が増強し，尿蛋白3＋が認められた．Aさんが両膝と足関節の痛みや，歩行時の息切れがすると訴えたので，排尿はベッドサイドで行い，それ以外は安静にするように指示された．血液検査の結果は白血球3,000/μL，血小板11万/μL，溶血性貧血が認められ，酸素投与が1L/分で開始された．Aさんの診断に必要と考えられる検査はどれか．

1. 膀胱鏡
2. 腎生検
3. 関節鏡
4. 骨髄穿刺

[問題3]
　Aさんの病状が進行したため，メチルプレドニゾロンによるパルス療法が開始された．Aさんのパルス療法による副作用への看護師の対応で適切なのはどれか．

1. 病室の外でのマスク着用をすすめる．
2. 水分摂取は800mL/日にする．
3. かつらの販売業者を紹介する．
4. 口すぼめ呼吸法をすすめる．

※解答はp179を参照

解答

p177 の解答と解説

[問題1]　正解：2
1. ×　ばら疹とは，成人では通常梅毒による全身性の無痛・無症状の発赤をさす．
2. ○　全身性エリテマトーデスの症状として蝶形紅斑がみられる．
3. ×　若年から更年期の女性の下腿前面に好発する，円形ないし不規則形の紅斑が多発し，触ると硬いしこりと圧痛のある疾患である．
4. ×　パルボウイルス B19 の感染による左右の頬の発赤の後，手足に発疹が出る，5〜9歳頃に多く発症する疾患である．通称，リンゴ病．

[問題2]　正解：2
1. ×
2. ○
3. ×
4. ×

倦怠感，顔面の浮腫，尿蛋白3＋という情報から，ループス腎炎が考えられる．確定診断のためには腎生検が必要となる．

[問題3]　正解：1
1. ○　ステロイドのパルス療法では，易感染に対する対応としてマスクの着用や手洗いを励行する．
2. ×　水分制限は行わない．
3. ×　脱毛は抗がん薬の副作用でみられ，ステロイドのパルス療法ではみられない．
4. ×　口すぼめ呼吸は慢性呼吸性肺疾患などで行う．

おわりに

　いかがでしたでしょうか？

　看護学校の講義は，多くの外部講師に委ねられているためか，必ずしも系統だてて進行していくとは言い難く，どうしても細切れ状態の講義になってしまうため，それらを結びつけていくのは難しいことだと思います．

　看護学校では新カリキュラムが導入されて，統合科目が追加されました．実習で複数の患者を受け持つ，夜間実習を取り入れる，医療安全について総合的に取り組む，在宅看護を中心に継続看護について学びを深める等々，各学校の独自性を盛り込んだカリキュラムになっています．

　統合力，それはすなわち看護実践力だと思います．例えば，心筋梗塞という疾患を学ぶことが最優先ではなく，循環器の生理機能を知り，栄養血管の役割とそこに及ぼす生活習慣の影響などを理解することで，心筋梗塞に罹患している患者を全人的にサポートすることが大切です．そのためには知識に裏打ちされた実践力が必要になります．

　本書をきっかけに，座学から実践に結びつける学習の仕方を身につけてほしいと思います．今後の国家試験の出題ポイントも，まさしく統合力が問われるでしょう．そして，そのような学習が看護の魅力でもあることを感じ取っていただければ，著者としてはこの上ない喜びです．どうぞ夢の実現に向かって精いっぱい頑張ってください．

　最後になりましたが，医歯薬出版株式会社編集部のみなさまには大変お世話になりました．心より感謝申し上げます．

さわ和代

ゼッタイ聞きたい さわ先生の人気講座
解剖と疾患と看護がつながる！第2版　ISBN978-4-263-23599-7

2010年 8月10日　第1版第1刷発行
2015年 1月10日　第1版第7刷発行
2015年 8月15日　第2版第1刷発行
2022年10月10日　第2版第9刷発行

著　者　さわ研究所講師陣

発行者　白　石　泰　夫

発行所　医歯薬出版株式会社

〒113-8612　東京都文京区本駒込1-7-10
TEL.（03）5395-7618（編集）・7616（販売）
FAX.（03）5395-7609（編集）・8563（販売）
https://www.ishiyaku.co.jp/
郵便振替番号　00190-5-13816

乱丁，落丁の際はお取り替えいたします　　　　印刷・教文堂／製本・愛千製本所
© Ishiyaku Publishers, Inc., 2010, 2015. Printed in Japan

本書の複製権・翻訳権・翻案権・上映権・譲渡権・貸与権・公衆送信権（送信可能化権を含む）・口述権は，医歯薬出版(株)が保有します．

本書を無断で複製する行為（コピー，スキャン，デジタルデータ化など）は，「私的使用のための複製」などの著作権法上の限られた例外を除き禁じられています．また私的使用に該当する場合であっても，請負業者等の第三者に依頼し上記の行為を行うことは違法となります．

[JCOPY]＜出版者著作権管理機構　委託出版物＞

本書をコピーやスキャン等により複製される場合は，そのつど事前に出版者著作権管理機構（電話 03-5244-5088，FAX 03-5244-5089，e-mail：info@jcopy.or.jp）の許諾を得てください．

看護国試によく出る疾患 BEST 10

ゼッタイ聞きたい さわ先生の人気講座

合格をめざすあなたへ！

看護国試専門予備校 **さわ研究所 講師陣 著**

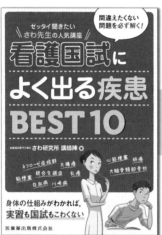

- ◆ B5判　200頁
  定価 2,420円（本体 2,200円＋税10%）
- ◆ ISBN978-4-263-23679-6

身体の仕組みがわかれば，実習も国試もこわくない

国試によく出題される疾患のなかから，必ず得点したい10疾患をピックアップ

目次

- Chapter 1　心筋梗塞
- Chapter 2　肺癌
- Chapter 3　大腸癌
- Chapter 4　脳梗塞
- Chapter 5　大腿骨頸部骨折
- Chapter 6　ネフローゼ症候群
- Chapter 7　乳癌
- Chapter 8　川崎病
- Chapter 9　白血病
- Chapter 10　統合失調症
- Appendix　関連図のかき方　ワンポイント講座

◀QRコードを読み取ると書籍紹介ページをご覧になれます

医歯薬出版株式会社　〒113-8612 東京都文京区本駒込1-7-10　TEL.03-5395-7610　FAX.03-5395-7611
https://www.ishiyaku.co.jp/